齋藤さわ子

作業療法士になろう!

青弓社

作業療法士になろう！　目次

第1章◉作業療法士という専門職の概要 13

第2章◉健康や幸福への作業の影響　55

装丁——犬塚勝一

はじめに——人々が「したいこと」を通して治療し、「したい」を実現する医療専門職

したいけれどできるわけないとあきらめていたことを、できるようになるまで誰かに支えてもらえるとしたら、とてもうれしいですよね。自分に何ができるかわからない、したいことがわからないとき、できることを一つひとつ増やす支援をしてくれ、自分が何をしたいのかがわかるようになるまで一緒にいてくれる人がいたら、心強いと思いませんか?

なかなか治らない病気になったり心身に障害が残ると、いままで「してきたこと」や「これからしたかったこと」をあきらめるしかないのでしょうか。いま、本書を手にしているみなさんのなかには、リハビリテーションを受けて、「家族と一緒に自宅で生活ができるようになった」「仕事に復帰できた」「料理が再びできるようになった」、障害があるからあきらめかけていた「旅行に行けるようになった」「大学に進学できた」というような話を聞いたことがある人もいると思います。作業療法士は、その人が自分らしい生活を送るために不可欠な、この「〇〇ができる」あるいは「〇〇をするようになる」ことを、特に大切にしています。

人がしたいことを見つけ、したいと思っていること(=作業)をできるように支援するのが作業療法士の仕事です。「誰かがしたいと思っていることを支援することで、その誰かがそれをできるようになったらすてきだ」と思う人は、作業療法士という職業に向いている資質を持つ人です。作

業療法士という職業は、近年、少しずつ一般の人にも知られるようになりました。しかし、リハビリテーション専門職の一つであることを知っていても、作業療法士が何をおこなう専門職なのかを正しく理解している人は少ないと思います。

本書の目的は、正統な作業療法の魅力を伝えることです。正統な作業療法とは、人を作業をする存在として理解し、作業を用いて評価・治療・介入をおこなう、あるいは作業そのものに焦点を絞って評価し、作業ができるように直接的に介入をおこない、人を作業に結び付ける支援をおこなうことを意味します。正統な作業療法の魅力を知ってもらい、正統な作業療法士を目指す人が増えれば、たとえ障害や病気があっても自分らしくいられるために必要な「したいこと＝作業」を見つけられる人々が増えると思います。そうなれば、社会はもっと豊かになっていくと思います。

私は、正統な作業療法とは何かを理解し、正統な作業療法実践を始めてからは、もし自分が生まれ変わって再び医療専門職に就くとしたら、医師でも他の医療職でもなく、やはり作業療法士になりたいと思うようになりました。そして、もっと作業療法の発展に寄与し、一人ひとりの「したい」を地道に支援することで、みんなが自分らしくいられるための作業ができるような社会へとつなげたいと思うようにもなりました。

残念なことですが、作業療法士として仕事をしている人のなかには、作業療法の特有性や専門性とは何かを忘れ、作業療法をおこなわずに、他のリハビリテーション専門職と変わらないようなことをしている人がいます。例えば、作業療法の特有性である治療手段「したいこと＝作業」ではなく、理学療法の特有性である治療手段「運動や機器類」ばかりを用いて、身体の回復を促すことをしてしまうといった場合です。そうした作業療法士の姿には、作業療法の魅力は感じられないでしょう。作業療法士自身が作業療法とは何かを理解していない？　作業療法よりも他のリハビリテーション専門職や医療職のほうが魅力や価値があるのでは？　一部の正統な作業療法をおこなっていない作業療法士を見て、このように思われることが多いのは事実です。これでは、作業療法が誤って理解されるだけでなく、作業療法サービスを受ける人にとっても、本来受けられるサービスが受けられないことになります。

本書を読むことで、作業療法が目指すものや作業療法の現状を理解してもらい、正統な作業療法士を目指す人が増えてくれることを願っています。それだけでなく、作業療法を提供する病院や施設、公共のサービスで正統な作業療法を実施してほしいと主張する賢い作業療法ユーザーが増えることも望んでいます。障害の有無にかかわらず、正統な作業療法サービスを受けることで、その人が自分の能力を最大限に発揮し、自分がしたいことを見つけ、そのしたいことを効果的にできるようになってほしいのです。

本書は、作業療法士について知りたい人だけではなく、すでに作業療法士になっている人にも読んでもらいたいと思っています。現状として、国の政策や、働いている病院や施設での制限があったりして、作業療法士が思うように、人を作業（＝したいこと）に結び付けるという役割が担えていないことは事実です。しかし、作業療法士が、人の「したい」を「できる」にする支援にしっかり取り組まなければ、病気や障害がある多くの人たちが「したいこと」を見つけられないままになったり、「したかったこと」をあきらめなくてはならない、あるいは、「したいこと」を実現するまでに遠回りしなければならなくなります。本書を読むことで、作業の治療的パワーと作業療法の魅力を再確認し、自らの作業についての知識と作業療法の技術を磨くきっかけになることを望んでいます。より多くの人がしたいことを効率よく、うまくできるようになる。その人が健康でいられるための、自分らしく生きるための作業をし続けられる。そのための支援をするという、専門職本来の責務を作業療法士がしっかり担えることを願って。

第1章◉作業療法士という専門職の概要

二〇一三年に、イギリスのオックスフォード大学で実施された「コンピュータ技術が進んでも生き残れる職業」という研究で、作業療法士は七百二の職種中第六位と報告されました。[(1)] コンピュータ技術には、ロボットなどの技術も含まれます。もちろん、コンピュータの発展に伴い医療技術も発展し、多くの領域で人の代わりをしてくれるだろうと期待されています。医師がおこなっている診断や手術のかなりの部分でさえも、コンピュータが担えるようになると考えられています。ちなみに同研究では、医師は十五位で、看護師は四十六位、作業療法士と同様にリハビリテーション職である理学療法士は九十位でした。

作業療法士が六位にランク付けされたということは、コンピュータ技術がどれだけ発展しても、需要が減ることがない、将来的にも有望視される職業として認められたといえます。日本でも名前ぐらいは知られるようになった作業療法士ですが、具体的に何をしているのかはあまり理解されていないようです。第1章では、まず、作業療法士とはどんな専門職であるかについて説明していきましょう。

1　重要視するのは、人の「したいこと」？

作業療法士は、生活のなかで「したいこと」ができるように支援する専門職です。

自分が「したいこと」ができる、これはとても大事なことだと思いませんか？　そして、したいことができるように誰かを支援できる職業って、すてきだと思いませんか？

作業療法士は、人の「したいこと（＝作業）」にまず焦点をあてます。これは、他の医療職とは異なる視点です。なぜなら、この「したいこと（＝作業）」が、作業療法に特有の評価・治療手段となるためです。作業療法では「したいこと」ができるように支援し、また、その「したいこと」を通して病気や障害からの回復や治療をおこないます。つまり、これまでに多くの人が信じてきた「したいことは、病気が治ってから」という常識を覆し、「したいことをして病気を治す、したいことができるようにする」療法なのです。

もう少し具体的に説明しましょう。人によって「したいこと＝作業」は異なります。例えば、おいしいコーヒーをいれて香りを楽しむことだったり、インターネット上でゲームや会話をすること、部活でチームメートとともにいい成績を出すのに頑張ること、デートをしたり、音楽を聞いたり、作品を作ったり、仕事をして給料をもらったり、……。もし、ある人にとって、おいしいコーヒーをいれることが「したいこと」であれば、作業療法士は、おいしいコーヒーをいれることを通して、病気やけがで低下した心身の機能が回復するよう治療プログラムを立てることができるのです。治療を試みても心身の機能があまり回復できないとわかっている場合であっても、その人にとって可能な方法でおいしいコーヒーがいれられるようにする介入プログラムを立てることもできます（第4章を参照）。作業療法とは、その人が「したいこと」を治療道具として用い、その人の生活に意味のあることができるようにすることなのです。

病気になっても障害があっても、自分が「したいこと（＝作業）」ができていると、人は幸せを感じることができます。「したいこと」ができれば、あるいは「したいこと」ができるようになると思えば、けっこう頑張れたりします。「自分がしたいことをする」「自分がしたいことに挑戦できる」「自分がしたいこと・していることをし続けられる」ということは、人の幸福や健康と深く結び付いているという研究結果もあります。一方で、病気の有無にかかわらず、「自分は何ができるかわからない」「したいことがあるけれど、挑戦できないでいる」、自分の能力とは別に「したくないことをさせられ続ける」状況は、不満やストレスを生みます。このような状況が続くと、何に対しても意欲がわかなくなったり、ときには絶望したりうつになって健康を損ねると報告する研究もあります（第2章を参照）。

このような研究成果をあげるまでもなく、「自分は何ができるかわからない」「したいことがあるけれど、できないでいる」「したくないことをさせられる」という状況が続くと健康が損われることは、多くの人が気づいているでしょう。しかし、実際には気づいていても、自分ではどうしようもできずに、自分の価値や生きがいが見いだせない人生を送ることになったり、病気になったりする人も少なくありません。さらに、けがや病気によって以前はできていたことができなくなってしまった人の場合、何の支援も受けられなければ、そのけがや病気とは別に、「自分は何ができるかわからない」から「しない」「できない」ことで引き起こされる病気も加わり、二重に苦しむことになります。こうした状況が引き起こされることがないよう、作業療法士は医療や保健・福祉のなかで活躍しなければならないのです。

作業療法士は、人が「したいこと（＝作業）」ができるようにすることに重点を置いている職業なので、医療・福祉職のなかでは、人の幸福と健康に最も近い職業といわれることもあります。作業療法士は、自らの職業が人の幸福と健康に深く関わる職業であることを誇りにしています。人が「したいこと」にしっかり関わることは、実は容易ではありません。このため、作業療法士は人が「したいこと」ができるように介入するための、様々な知識と技術を身につけなければなりません（どのような技術を用いるのかについては、第4章を参照）。人が「したいこと」ができるように支援することは、通常様々な障壁があって容易ではないのですが、だからこそ、作業療法士は自分たちの仕事にやりがいがあると感じています。これまでの作業療法は、障害を持つ人に対する支援を主におこなってきました。しかし近年では、作業療法技術を応用して、健康な人への健康増進支援や健康問題を引き起こさないように予防的支援をおこなっていくことが社会的に期待されるようになり、健康な人を対象とした支援も急激に広がってきています。

作業療法士は国家資格を持ち、医療職として公的に認められ、医療・保健・福祉領域でのリハビリテーション専門職として明確に位置づけられています。リハビリテーションサービスを自分や家族、友人が受けることになれば、作業療法士という専門職があるのはすぐに気がつきます。しかし、残念ながら作業療法士が何をする専門職であるかを知らなかったり、間違って理解されていることはまだまだ多く、作業療法士が作業を用いて病気からの回復を促したり、様々な技術を用いて「したいこと（＝作業）」をできるようにするための専門職だと知っている人は少ないようです。作業療法とはどういうものかを詳しく説明するうえで、まずは、世界各国の作業療法士協会が加盟している世界作業療法士連盟（World Federation of Occupational Therapy : WFOT）が定めた作業療法の定義を紹介します。

作業療法は、作業を通して健康と安寧（Well-being）を促進する、クライアント中心の健康専門職（Health Profession）である。作業療法の基本目標は、人々が日常生活の活動に参加できるようになることである。作業療法士は人々や地域社会と一緒に取り組むことにより、人々がしたい、する必要がある、することを期待されている作業に結び付く能力を高める、あるいは作業との結び付きをよりよくサポートするよう、作業や環境を調整することでこの目標を達成する。[2]

この定義で強調されているのは、病気や障害ではなく、人が「したいこと（＝作業）」に焦点をあてていることです。作業療法士は、病気やその症状、身体の動き、心の動き、社会システムも、作業ができるようにするために考慮に入れますが、これらは作業療法の中心に置かれることはありません。作業療法では、その人の「したいこと」、つまり作業を中心に置くのです。人は作業ができるようになると、その作業をするなかで社会での自分の役割を見いだします。作業をし続けることで自分が何者であるか、何者になりたいか、次に何をすべきかが見えてきて、自分らしさや自分の居場所をはっきりと見つけていけるようになります。だから、作業療法士は、病気や障害があっても、人が自分の役割や自分の居場所を見つけられるように、作業ができるように、生活のなかで作業をしていけるように支援していきます。

2　作業療法の「作業」って何？

個人の生活や所属する集団のなかで「したい、する必要がある、することが期待されていること」[3]です。

「したいこと」＝「作業」と説明してきましたが、世界の作業療法士協会をまとめる世界作業療法士連盟の作業療法の「作業」には、「したいこと」だけでなく、その人の生活のなかで、その人自身が「する必要があること」や「することが期待されている」と感じていることも含まれています。

日本語の「作業」で思い浮かぶイメージとは違っています。

日本で、「「作業」とは何ですか？」と聞くと、手工芸のように何か細かいものを扱う手作業や、書類の整理や作成などの事務作業、畑を耕して作物を収穫する農作業などをあげる人が多いでしょう。確かに、手作業、事務作業、農作業をしたい人やする必要がある人もいますが、全くしたことがなかったり、苦手な人も多いでしょう。また、病気やけがで手足が動かなくなったり、うまく考えることができなくなったのに、手作業、事務作業、農作業をするなんていまの自分には難しすぎるからやりたくないと思う人も少なくありません。これらの一般的な作業のイメージが先行して、作業療法に対して気が進まない人も多いのです。しかし、作業療法の「作業」は、作業＝手作業、作業＝事務作業、作業＝農作業ではないのです。また、作業療法士から「させられる」ものでもありません。作業療法での「作業」の定義をしっかり説明しないと、その中身を勘違いされてしまうことが非常に多いのです。「する必要があること」や「することが期待されていること」は必ずしもその人の「したいこと」とイコールではありませんが、それが生活上重要であることも多いのが現実です。そのため、本書で用いる作業療法の「作業」という言葉には、「したいこと」に加えて、世界作業療法士連盟の前記の定義の意味も含めます。

ここで改めて、ＷＦＯＴの作業療法での「作業」の定義を紹介しましょう。

> 作業とは、時間を使用するため、そして人生に意味や目的をもたらすために、個人として家族のなかで、そして地域社会とともに人々がおこなう日常の活動のことを指す。[4]

つまり、作業療法の「作業」は、その人の人生や生活にとって、肯定的な意味があることです。だから、その人にとって意味が見いだせないようなことは含まれません。例えば、誰かに強制的にさせられているようなこと、あるいは生活に直接結び付かない単なる手足の曲げ伸ばし動作を繰り返すことや、いままでしたこともないし、これからも生活でしようとも思わないことなどは、作業療法の「作業」ではないのです。もし、作業療法士が強制的に誰かに何かを「させていたら」、その作業療法士は「作業」を用いた治療・介入をしていることにはならないし、作業療法ではないのです。

ここで、さらにイメージが深まるよう、作業療法の「作業」について具体的に考えてみましょう。自分の一日を思い起こしてください。あなたが会社員なら、朝起きて、トイレに行って、歯をみがき、顔を洗い、ひげをそり（化粧をして）、服を着替えて、朝ご飯を食べ、食べた物を片付け、仕事で必要なものの支度をして、靴を履き、ゴミ出しをして、駅やバス停まで行き、電車やバスに乗り、携帯電話でメールをチェックし、職場に行って仕事をして、同僚と話をしたり昼食を食べたり……これらすべての活動が、あなたの作業なのです。もし、けがや病気をしても、普段当たり前にしていたこれらのことを再びできるようになりたいと思ったら、ここに書かれているすべての活動が、あなたにとっての作業になります。そして、病気や環境によってこれらの作業の多くができなくなってしまったら、まず、あなた自身が「したいこと」、本当に大切だと思う作業から、できるように支援していくことを作業療法士は考えます。

別の視点から作業療法の「作業」の説明をしましょう。作業療法の「作業」という言葉は、英語の Occupational Therapy の訳です。Occupational を日本では「作業」と訳すことにしました。Occupational の語源は、Occupy という語で、この語には「空間や時間をつかみ、所有し、占有する」という意味があります。つまり、Occupational Therapy は、人が何かをおこない、自らがいる空間や時間を自分のものにしていくプロセスを通して、病気からの回復や健康を促進させる治療法ということができます。わかりやすいように、もう少し説明を加えます。

自分の人生や生活にとって意味があること（＝作業）をするときには、空間や時間のあり方、見方が、意味がないことをするときとは全く異なってくるものです。例えば、大学生になった人が授業に出席するときには、何時から始まって何時に終わるか確認し、遅刻しないように準備します。講義室がどこにあるのか、講義室のどこに座るか、教科書やノート、筆記用具など授業に必要なものを持ってきたか、それらを机の上にいつ取り出しどこに置くのか、一人で座るか、誰かの横に座るかを決めていきます。また、授業に出席すると、教員がどんな人で、どんな授業内容かがわかり、それを踏まえて、次の授業は少しぐらい遅刻しても大丈夫か、何回ぐらい休んでも単位はとれそうか、その授業を受けるための時間と空間を自ら考え調整します。こうして、その空間や時間をうまく使い、自分の生活を組み立てていくのです。大学生になったとはいえ、何もせず大学にいるだけでは、講義室の場所や席の位置、机の大きさがわからず、本やノート、他の大学生や教員と何の関係性も生まれず、その空間や時間に意味を感じることもないでしょう。それでは、大学生として、人として成長することができないし、何も得られません。つまり、人は作業をすることによって、意識をしていなくても、作業のための場所はどこがいいか、どんな材料や道具をそろえるか、どのようにその材料や道具を置くか、一人でするか、誰かと一緒にしたほうがいいかなど、その作業をおこなう空間を整え始めます。さらに、いつそれをするか、どのくらい時間をかけるのか、どのくらいの頻度でおこなうかを決めたり、自分で自分の時間をどう使うかを考え始めます。作業することで、空間も時間も自分が使う、つまり占有するものになるのです。

日本では、一九六五年施行の「理学療法士及び作業療法士法」の第一章第二条第二項で、「作業療法」とは、「身体又は精神に障害がある者に対し、主としてその応用的動作能力又は社会的適応能力の回復を図るため、手芸、工作その他の作業を行なわせること」となっているため、作業療法の「作業」が手芸や工作であるという誤ったイメージを持つ人が多いようです。また、このイメージによって、作業療法士は女性の職業で、男性には適さないと勘違いされてしまいがちです。同じ理由から、男性患者には適さない治療法、リハビリテーションだと思われる原因にもなっています。もちろん、作業療法を受ける人にとって、手芸や工作が「したいこと、しなければならないこと、することが期待されていること」であれば、これらは、作業療法の「作業」として考えるべきです。しかし、手芸や工作が好きではないし必要性もない人にとっては、作業療法の「作業」ではありません。作業療法の「作業」は、プライベートでも会社や学校などの社会生活のなかでも「したい、する必要がある、することが期待されていること」です。そして、作業療法で「作業」をすることは、自らの周りにある空間と人生で流れる時間を自分のものにしていくことなのです。

3 「誰」を支援する？

疾患や障害の有無にかかわらず、作業に問題がある人（たち）です。

「あれ？　疾患や障害がある人を支援するんじゃないの？」と思われた人もいるかもしれません。作業療法の対象となる作業に問題がある人とは、具体的には次のような人です。

・したいことができない人
・したいことができるけれど、うまくできない人
・することが見つけられない人
・しなければならないことが多すぎる人
・自分にとって意味の感じられることをすることができない人
・自分で自分のしたいことがわからない人
・自分にはこれしかできないと思わされてしまっている人
・自分に何ができるかわからない人

多くの作業療法士は、疾患や障害がある人の支援をおこなっています。それは疾患や障害がある人が、ここにあげた内容のほとんどに当てはまるからです。しかし、ここにあげた作業療法の対象となる人は、必ずしも疾患や障害を持っている人ばかりではありません。例えば、仕事一本で毎日を送っていた人が仕事を辞めたとたんに、自分にとって人生の目的や意味を感じられるものがなくなることがよくあります。息子が結婚し、息子夫婦が家事をしてくれるようになったのでやることがなくなり、他に何をしていいかわからない人もいます。高齢者の場合、病気はないけれど、加齢に伴ってそれまで担ってきた役割をやめることによって、自分の支えとなる作業を失ってしまう人は少なくありません。また、していたことが大変になったのでやめたが、他にしたいことが見つからないでいる人もいます。このように作業に問題がある状態が続くと、身体的にも精神的にも能力が低下するため、健康を損ね、病気になる人が少なくありません。そこで現在は、まだ病気になっていないので健康だと思われているが作業に問題があるという人の健康増進にも、作業療法士は関わるようになりました。また、個人だけではなく集団に対しても介入・支援をおこないます。

日本の作業療法が始まってしばらくの間、作業療法の対象は、精神または身体に障害があり、そのため作業に問題を抱えている人だけのように捉えられていました。もちろん医療職として活躍するなかで、精神や身体に障害があるためにしたいこと（＝作業）ができない・うまくできない人たちを支援するための知識や技術を磨き、学問的な積み重ねをおこなってきました。それは、「したいこと」を通して、心身の回復を促す知識と技術の積み重ねでもあったのです。

一九九〇年代に入り、アメリカでおこなわれた大規模な研究で作業療法の知識と技術が、病気やけが、障害がある人とそれが予測される人の作業の獲得・維持に役立つだけでなく、健康促進にも有効であることが明らかにされました[5]。それをきっかけに、世界各国で、疾患や障害がない人たちへも作業を通して健康増進をはかっていくことが積極的に推進され、成果をあげるようになってきました。障害の有無にかかわらず、作業に問題を抱えている人が作業療法の対象となり、作業療法士は疾病や障害からの回復だけでなく、作業を通して人の健康を促進する役割をも担うようになってきています。

このように作業療法の対象者について説明していくと、「それでは病気になったばかりの人や集中治療室にいる人は対象ではないのか？」と思われるかもしれませんが、そうではありません。脳卒中や事故で救急病院に運ばれて間もない人も集中治療室にいる人も、みんな作業に問題を抱えている人であり、問題を抱えることが予想される人です。生きるか死ぬかの瀬戸際には作業療法士は関わることはありませんが、手術をして二、三日後には医師から処方が出され、集中治療室にいる人に対しても作業療法が開始されることは少なくありません。予測される作業の問題を解決していくために早期から関わっていきます。病気やけがからの回復を作業という視点から促進し、少しでも早く生活に戻れるように治療や介入をおこなうのです。

ところで、医学がここまで進歩した現代であっても、治療法が全くわからない病気はたくさんあります。診断名さえつかない病気も少なくないのです。実は、作業療法士は、こうした診断名がつかない、原因がわからない、治療法が見つからない病気を抱える人を支援することが得意です。医療の世界では、医師は病気を治す人として力を持っていますし、事実、重要な役割を担っています。

しかし、原因がわからず治療法がわからない病気に対して、医師はほとんどの場合、直接的には何もすることができません。作業療法士は、病気そのものにではなく、人の作業に焦点をあてているので、病気そのものが治らなくても、その病気に診断名がつかなくても、作業がうまくできるようにしたり、身体の機能が低下しても作業が続けられるようにすることができます。これからの生活で何をしていくかという見通しを、一緒に考えていくこともできるのです。

私は過去に神経難病(6)を抱える人を何人も担当してきましたが、「担当の医師はいい人だけど、何もしてくれない……治すのが役割のはずなのに……治してくれないなら診察を受ける意味がない」と漏らす人が少なくありませんでした。一方で、作業療法士も医師と同様に病気そのものを治してはくれないけれど、「自分の生活について相談できるし、アドバイスや調整をしてくれる」「仮に病気が進行して症状が重くなったときに、これからの生活でどのような対策をとればいいかの見通しを相談できる」ので作業療法を受ける意味を感じると言ってもらえることが何度もありました。こうした支援ができるのは、疾患を中心に考えるのではなく、その人の作業を中心に考えているからです。また、そういう人の場合、作業療法は医師の処方なしではできないことがわかると、作業療法を処方してもらうために医師の診察を積極的に受けるようにもなります。

作業療法士は、他の職種と異なる「作業」という視点で支援・介入できるので、医療のなかでもユニークな位置にいるといえるでしょう。神経難病など進行性の病気や認知症、自閉症、アスペルガー症候群(7)など、医学的に治療法が見つからない病気を抱える人たちとともに生活障害に取り組む専門職としても注目されているのです。

4　作業療法特有の評価・治療・介入手段とは

特有の評価・治療・介入手段は、作業（人がしたい、する必要がある、することが期待されていること）です。

他の医療職種にない作業療法の特有性と強みは、手段として「作業」を用いることと、「作業」ができるようになり、「作業」を続けられるようにするための評価・治療・介入技術です。作業を心や体の回復と発達を促進する治療手段として、作業をその人の状態に応じて的確に使用すること。思うように作業ができるように、その人をしっかりと作業に結び付け、自分らしく生きられるよう支援すること。この二点が、他職種にはない作業療法士の専門性です。

高価な機械やトレーニングマシーンを用いる治療や練習が効果が高いと思う人が多く、そうした治療が好まれるのも事実ですし、また健康を維持するものとしてマスコミで運動・体操や食事がクローズアップされる傾向にあるので、健康維持のために体操や食事に気を配るのが当たり前とされています。その一方で、作業を用いた治療は効果が低いと思われることが多く、作業療法士はこの風評被害（？）にいつも悩まされています。しかし近年、脳に関する研究や健康に何がいいかに関する研究が進んできていて、多くの研究結果として、作業の治療的有用性や、作業が健康に大きな影響を及ぼしていることが明らかになっています（第2章第3節を参照）。

作業を用いて、作業ができるように治療・介入をおこなうためには、その人にとっての作業は何かを知ることが不可欠です。作業療法士は、その人の人生や生活で、したいことは何か、する必要があると感じていることは何か、することを期待されていると感じていることは何か、そして、それはなぜなのか、を知るところから作業療法の評価を始めます。ちなみに、病気やけががある人に作業療法を実施する場合、病気やけががからくる症状や心身機能の評価をしますが、それは、作業ができない直接的な原因を明らかにするためのものです。もちろん作業ができない原因は、病気やけがによって生じた症状や心身機能の低下によるものがすべてではありません。また、医師や理学療法士などの他職種がすでに終えている評価については、情報を提供してもらい共有します。

その人にとって、したくない、全く興味がない、価値がない活動は「その人の作業」ではないので、作業療法では使用しません。なぜなら、したくない、興味がないことができるようになっても、本人の生活で自らおこなうわけはない、意味がないものだからです。本人が「したいこと」が見つからず、何をしていいかわからない状況にあるか、「したいこと」がいまの能力では無理であったり危険であったりした場合は、本人にとっては気乗りがしないと感じられるような作業を、作業療法士が提案する場合もあります。そういう場合でも、作業療法士がこの人の将来の生活で意味があるかもしれないことを選んで、慎重に進めていきます。ともかく、したくないことを強制的におこなわせることは、その人に大きな精神的ダメージを与えるだけでなく、身体的な回復にも効果があるとはいえないので、作業療法では「訓練」の名のもとに、強制的に何かをさせるようなことはしないことが大前提です。

作業療法では、本人がしたいことを治療手段として使うため、趣味の活動を用いることも多いので、作業療法は楽しいと感じる人が多いようです。楽しいという感情は、脳の活性化や免疫機能にいい影響を及ぼします。興味があることや楽しいことは、あっという間に時間が過ぎて、知らない間に多くの練習をすることになり、身体の回復に意外なほど効果的であったりします。本人がしなければならないと判断したことには、工夫したり熱心に取り組むので、やはり身体の回復や脳の機能回復に役立ちます。作業療法士が、その人に合った作業を適切に治療に用いることができたときには、実際に回復させたい機能の向上が実現できるうえに楽しい……と、いいことずくめの治療法となります（第3章第４節を参照）。

ところで、作業療法室を見学したことがある人のなかには「あれ？　作業を使わない治療をする作業療法士もいるけど……」と思った人もいるでしょう。作業療法士も、作業を用いない治療をおこなうことがあります。しかし、それは他の医療専門職も用いる治療法であり、作業療法特有の治療法とはいえません。そして他の専門職も用いる治療法に精通している作業療法士がいるのも事実です。しかし、他の専門職が用いる治療技術に精通していることは、作業療法の専門性が高いことにはなりません（第４章第5節を参照）。

作業は人を成長させたり健康にしたりしますが、一方で、誤った方法で作業をおこなったり、偏って続けたりすると、成長が損なわれたり、病気になったり、ときには死に至らせることもあるのです。例えば、ＩＴ世代のゲームばかりをしている若者のコミュニケーション障害、仕事によるストレス性のうつ病、ひいては過労死をあげることができます（第2章第4節を参照）。作業を治療的に使用することは誰にもできることではありません。作業は、人の精神機能や身体機能に影響を及ぼすだけでなく、習慣や性格、心情、その人の周囲の環境など様々なものに同時に影響を及ぼします。作業を治療的に扱うには専門的な知識が不可欠です。

5　どんなところで働いているの？

病院などの医療機関をはじめ、福祉施設、行政機関、事業所、企業、研究所など幅広い活躍分野があります。(8)

作業療法士は医療職であるので、多くの場合、病院で働いています。総合病院や小児病院、大学病院、精神病院、リハビリテーション病院などで、リハビリテーション科（部）がある病院です。また、訪問看護や地域支援など、リハビリテーション科（部）という名前ではない科（部）に所属していることもあります。いずれにしても、病気やけがの回復にたずさわる医療専門職であることは変わらないので、今後も多くの作業療法士が病院で働き続けるでしょう。

さらに、病気や障害からの回復だけではなく、人の「したいこと」に焦点をあてて支援し成果をあげる専門職である作業療法士は、病院だけではなく、介護老人保健施設、特別養護老人ホーム、デイケアセンター、グループホーム、保育園、小学校、特別支援学校など様々な施設でも働いています。その他、訪問で作業療法サービスを提供する事業所や、知的発達障害や精神障害あるいは社会適応障害がある人たちの就労支援をおこなう事業所、自立支援センター、行政機関、保健センターなどでも働いています。

日本では、行政機関で働く作業療法士はまだ少ないものの、市町村で医療・保健・福祉政策に関わる仕事をしている人もいます。一方、シンガポールなどでは、国の厚生・労働を担う機関や地方の健康政策の部署で働く作業療法士が少なくありません。病院や施設で働くためだけではなく、行政に勤めることを目標に、作業療法士の養成校に進学する人もいるようです。作業療法士の養成校では、作業、つまり人が生活でしていることと健康についての専門職になるための勉強をします。そのため病気や身体を中心として健康を捉える他の医療専門職よりも、より広い観点から健康について考えることができ、病気の人から健康な人まで多くの人の利益になって生活を豊かにする政策を考えられるという強みがあるのです。残念ながら日本では、作業療法士になろうと考える人のほとんどが、「病院勤め」をしたいから、できるからという理由で作業療法士を目指していて、行政に就職しようと思う人はいないようです。しかし、人が生活でしていることと健康の観点から政策に関わる作業療法士が増えると、もう少しみんながしたいことをできる社会になる可能性が高まると思います。

病院や施設では、病気や障害を持っている人の「したいこと」が、病院の決まりや保険制度の縛り、そして十分に支援できる環境が確保できないという理由から、自分自身で事業所や法人を立ち上げる人もいます。例えば、ある作業療法士はＮＰＯ法人を立ち上げ、過疎化が進み外食ができる店もないような地域で、高齢者が安価でお昼ご飯を食べられ、近所に住む人同士が交流できる古民家カフェを作りました。このカフェは、精神障害がある人を従業員として雇用し、無理なく働ける場を提供することで障害からの回復を促進すると同時に、社会復帰の準備と就労支援ができる場にもなっています。別の作業療法士は、精神疾患から回復した人の就職率の低さをなんとかしたいという思いで、病院を辞めて一般社団法人を立ち上げ、障害者就労支援業界では驚きの就職率六五パーセント（就労支援事業所の平均就職率は一〇パーセントを少し超える程度）を誇る就職支援を実現させて活躍している人もいます。

企業で働く作業療法士もいます。働く人の姿勢や動きを分析し、働く内容（作業）の分析をおこない、効率よく仕事が進められ、さらに体に負担がかからないような指導や仕事の工程を決めて、労働災害を予防するのです。また、旅行会社では、高齢者や身体や精神に何らかの困難を持つ人たちが、楽に旅行ができるようなプランを企画して運営したりする人もいます。

三年もしくは五年以上の実務経験を積むと、青年海外協力隊として給料を得ながら海外で働くことも可能です。派遣先はアジア（例、タイ、ベトナム）や南米（例、チリ）、中米（例、グアテマラ）、アフリカ（例、スーダン）など、幅広く募集があります。職種によっては非常に倍率が高くなかなか入れないのですが、作業療法士は倍率が低く、比較的合格しやすいようなので、国際協力や他の国の人と一緒に働いてみたいという人にとって夢が叶えられる職種といえます。

人がしたいこと（＝作業）を支援するのが作業療法の「核」となるものなので、それを幹としてユニークな取り組みが枝としてどんどん広がり、作業療法士の活躍の場が広がってきています。医療・保健・福祉の知識や、作業に関する知識と技術を用いて、今後も作業療法士は新しいサービスとシステムを作ることに貢献していくでしょう。作業療法士が様々な場所で活躍することが、〝みんなが「自分がしたいことができる」世界〟を作る基盤になると思います。環境や社会に、「あなたは、高齢者だから、障害者だから、田舎《いなか》に住んでいるのだから、こうした生活をするべきだ」と決めつけられる世界を変えていくことができると思います。

6　どのような社会を理想としているの？

〝作業的にちょうどいい〟、作業的に公正な社会の実現を目指しています。

〝作業的にちょうどいい〟社会とはどんな社会なのでしょうか。人が〝作業的にちょうどいい〟状態のことを、作業科学という学問では「作業的公正状態にある」と表現します。それは、人が次の状態にあることです(9)。

・作業（＝自分がしたい、する必要がある、することを期待されていること）がおこなえる。
・自分の作業ができるように、自分で環境を調整することができる。

・自分の作業をおこなうために、必要な支援を求めることができる。
・自分が作業をおこなうことを通して、他者や社会に貢献していく。

作業的公正の対極にある状態は、作業的不公正と表現され、具体的に次のような状態にある場合を言います。

・年齢・性別・人種・障害などによって、おこなう作業が決められている。
・自分ではどうにもならない理由によって、自分の作業ができない。
・自分の作業を見つけたりおこなうための支援を求めることができない。
・自分が作業をおこなうことを通して、他者や社会に貢献できない。

「年齢・性別・人種・障害などによって、おこなう作業が決められている」という不公正な状態は、日本では徐々に是正されてきていると思います。特に、性別によってできることが決められていた作業の枠が取り払われてきたことを感じます。いまは電車に乗ると女性の車掌によく出会いますが、昔は車掌は男性に限られていました。私が小さいころ電車が好きな友達がいて、「車掌になる」と言うたびに、大人たちから「女の子はなれないよ」「女の子なのにねえ?」と言われていました。「どうして女の子はなれないの?」とその子が聞いても、大人は答えることはできませんでした。私もどうしてなんだろうと思ったので、このことは記憶に残りました。成長するにつれ、車掌という仕事だけでなく、多くの分野で、女性が就くのは容易でない仕事があることに気がつきました。私が高校生のときには、「女の子は四年制大学に行くと結婚がしづらくなる、就職ができないから、行かないほうがいい。高卒か短大で十分」などと言われていました。とても優秀なクラスメートが、父親に「女は大学なんて行かなくてもいい」と言われ、行きたかった大学を断念し就職すると聞いたときには、男女の差別があると感じました。なぜ、女というだけで、希望する道が閉ざされるのかと思いました。いまの時代に生まれていれば、私の電車好きだった友達や優秀だった高校のクラスメートは、車掌になる夢を実現したり、大学に進学して好きな勉強をしたりして、彼女たちの人生が大きく変わっていただろうと思ったりします。私は大学生になってから、女性の友人とよくドーナツ屋さんに行きました。店には一人でドーナツを食べにきている男性はいませんでした。男子学生はドーナツがいくら好きでも、女子学生が一緒でないと、気軽にドーナツ屋さんでドーナツと飲み物を注文して楽しむことはできませんでした。男子学生が、スイーツの話をしたり、外で食べたりするのはおかしいと思われていたからです。当時は、女性は高卒・短大卒でいい、女性は車掌になれない、男性だけでドーナツ屋で食べると笑われる、男性はスイーツの話はしない、などということは、当たり前だと思われていました。いまでは、このような性別による作業の選択制限は、日本では、あってはならない状態であることが明らかです。現在のところ、日本の作業療法士は、こうした性別による作業的不公正をなくすよう積極的に社会にはたらきかけてはいませんが、性別が理由でしたい作業ができないような社会はおかしいと認識しているし、公正な社会を目指しているので、作業を支援する際には、作業療法士自身が性別による不公正を助長する立場をとらないように心がけています。作業療法士が支援している人の周囲が、性別を理由にその人が希望する作業に反対する場合、作業ができるように周囲と調整したり、必要であればその人の代弁者となって、支援している人の作業公正が保たれるように努力します。

日本では性別による制限は改善されてきたものの、いまも作業的不公正の状態に置かれているのに、社会的にそれが問題だと認識されていない人たちもいます。病気や心身に障害がある人の多くが作業的に不公正な状態に置かれているのもその一例です。それはおそらく多くの人が、病気や障害がある人は家事も仕事もできなくていい、何もしないのが当たり前だと思っているからです。障害がある人が何かしたいといっても、それをあきらめさせることが適切だとさえ思われています。そして、病気や障害がある人自身も、どう支援を求めたらいいのかわからず、希望する作業をあきらめたり、新たな作業を見つけることができない人も多いのです。これでは、自分が成長していると感じられず、他者や社会に貢献することができない、役に立たない人間だと思って、落ち込んでしまいます。また、この状態が続くことで、うつなど、もとの病気や障害とは別な症状に悩まされる人も多いのです。

この障害を持つ人の作業的不公正について、具体的な事例を通して考えていきましょう。

＊城山りあん（仮名）さん（二十歳）の例

りあんさんは十四歳のときに事故に遭い、脳に軽い障害が残り、足も不自由になりました。特別支援学校を卒業後、就労支援施設に通い、簡単な料理を習ったり、コンピュータの操作を学びましたが、仕事に就くことはありませんでした。股関節の病気になったことをきっかけに、杖歩行ができる程度に回復するまでの期間、リハビリテーション病院に入院することになりました。股関節の病気になる前までのりあんさんの生活は、食事をしたり、トイレに行ったり、服を着替えたり、お風呂に入るなど身の回りのことは自律的にできていて、あとは、中学生のころから読んでいる少年漫画を読んだり、テレビを見て過ごしていました。

作業療法士が、入院中のりあんさんに何かできるようになりたいことがあるかと尋ねると、「何も困っていませんし、これといってできるようになりたいことはないです。病気になる前と同じように杖で少し歩けるようになればそれでいいです」と言いました。両親も、「障害があるので、特にできるようになってほしいことはありません。自営業で日中は両親ともにいないので、杖を使って歩けるようになって、これまでのように安全に家にいてくれれば十分です」「事故に遭った当時は、生きるか死ぬかという状態だったので、それを思うと、これ以上、そんなに望むこともないというか……」と話していました。

りあんさんは、これからもいままでどおり、身の回りのことを自分でおこない、漫画やテレビを見て過ごしていく生活でいいと思いますか？　「いいんじゃないかな。本人も両親もそれでいいと言っているし」と思った人は、別の角度から考えてみてください。りあんさんが健康だったら、どうでしょうか。また、障害があったとしても、二十歳の女性が、身の回りのことと漫画やテレビを見て毎日過ごす生活のなかで成長したり、何かと結び付いていける状況にあると思いますか？

理学療法士は、再びりあんさんが杖歩行ができるようになれば前の生活に戻れると判断して、治療・介入をすることになりました。作業療法士は、前の生活に戻れればいいという本人や家族からの希望は尊重しながらも、りあんさんの入院前の生活に疑問を感じていました。そこで、りあんさんと一緒に作業療法で何を目標にすべきかを深く考えるため、事故に遭った十四歳から二十歳までの間にどんな作業経験があるのかについて情報収集をおこないました。結果として、いまの生活に生かせる作業経験は乏しく、自分で身の回りのことと漫画を読んだりテレビを見ること以外に、家のなかで何がどの程度できるか、全くわからない状況でした。忙しい母親は、家事のすべてを短い時間でこなしていて、何をするにもスローペースのりあんさんがいると効率的にすませられないため、母親が家事をしているときには、りあんさんは自分の部屋にいるようにしていました。また、りあんさんも、母親がどんな家事をしているのかを気にしていませんでした。

りあんさんのような生活からは、自分の能力を発揮し、可能性を広げ、精神的に成長できる作業を見つけられません。さらに、本人自身も家族も障害があるからそうした生活でいいと思い込んでいて、自らこの状況を脱することができない、つまり作業的に不公正な状況になっている可能性が高いと考えられます。実際に担当した作業療法士も、りあんさんが作業的不公正状態にいる可能性が高いと判断しました。それを見極めることも含めて、りあんさんに、「いま自分に何ができて、何ができないのかがわからないために、したいことが思いつかない可能性がある」と伝えました。そのうえで、「したい」とか「できるようになる必要がある」とは思わないけれど、「やってみてもいいかな?」と思えることを、作業療法士と一緒にやってみることを提案しました。りあんさんは、

「自分のおやつとして、クッキーなら作ってみてもいいかな」と話していたため、作業療法士はまず、りあんさんと一緒にクッキー作りに挑戦しました。これを手始めに、りあんさんが「やってみてもいい」と思えることをしながら、作業療法を進めていったのです。作業療法では、杖歩行ができるように、作業を通して足の筋力や耐久性をつける練習もしましたが、同時に、りあんさんが生活のなかで「できる」と思えることを増やすようにはたらきかけていきました。また、単に〝できる〟だけでなく、実用的で効率がいい手順を考えたり、周囲の状況を把握しながら、それに合わせて自分のペースを変えていくことも、特に重視してはたらきかけをしました。りあんさんは、作業療法が進むなかで「料理もしてみようかな」と言い始めたので、料理の技能獲得練習もおこないました。入院中に外泊の機会もあり、家に戻った際、母親が仕事に行っている間に、ハンバーグなどを作って夕食の準備をし、食器や鍋もきれいに片付けられていて、母親を驚かせるまでになりました。妹も「おいしいよ、これならお姉ちゃん、結婚できるね！」と言ったほどでした。退院までの外泊でりあんさんは、家事の一部をするようになりました。また、「家に帰ってからは、楽器を習いにいく」など、新しい夢を語るようになりました。母親は改めてりあんさんの能力に気がつき、作業療法士が仕事も試してみてはどうかと勧めたこともあって、退院後は自営業の経理を任せてみたいという話でした。

りあんさんの退院後の生活は、家事の一部を担い、自営業の経理を手伝い、習い事を始め、友人と飲みに出かけることもあるということです。入院前は服装にも興味がなかったのですが、化粧や身なりにも気を配るようになりました。母親は、りあんさんが家事や仕事の一部を担ってくれるので余裕ができ、りあんさんの習い事の送り迎えができるようになりました。

作業療法を受けることで、りあんさんは自分で自分のしたい作業を見つけることができ、それを実行することで周囲に貢献し、自分がしたい作業をおこなうための支援も得られたといえます。そして、様々な作業経験を通して、二十歳の女性として成長していると思います。りあんさんは、この入院でこの作業療法士に出会わなければ、いまも、家で少年漫画を読んで、ただ両親に迷惑がかからない毎日を送るだけの生活を続けていたことでしょう。

本人や家族が「この生活でいい」と言っていても、それが作業的に公正な状態で話されたことなのかを作業療法士は吟味したうえで、どんな治療・介入内容にするかを提案します。りあんさんの場合は、作業的に公正な状態にあるうえで、本人が「この生活でいい」と思っていたわけではありません。母親の「障害もあるし、この子には、前のような生活でいいと思ってしまっていました。仕事が忙しくて、この子のペースで一緒に何かをするには時間がかかりすぎて、私は付き合っていられなかったのもあるし、また、この子のペースは変えられないものだと思い込んでもいたので、家の手伝いを経験させようとも、してもらおうとも思っていなかったんです」という話からもわかるように、りあんさんは作業的に不公正な状態にありました。つまり、作業経験を積むことが制限され、自分でできることも少なく、何ができるようになるかもわからず、したいことが自分で見つけられないので、成長もできない状態に置かれていたのです。りあんさんの両親はとても子ども思いのすてきな方たちでした。でも、娘が死の危険にさらされ、障害が残ったこともあって、りあんさんがいろいろな可能性を持っていることが見えなくなってしまっていたのです。いまのところ、日本の作業療法士は作業的公正な社会を実現するため、日本の障害者に関わる社会制度を大きく変えるほどの力があるとはいえません。しかし、より多くの人が自分の人生や生活に意味がある作業ができるように、作業的に不公正状態になっている人たちを公正な状態へと近づけるための支援を病院や施設などで地道にしています。

内戦が続くような国では、多くの人が長い期間にわたって作業的に不公正な状態に置かれ、健康を損ねているのです。第二次世界大戦終了後、日本は戦争を体験していないので、多くの人が急に作業的不公正状態に陥ることはないし、それが継続することもありませんでした。それでも作業的不公正状態にある人はいますが、その状態が人にどのような影響を及ぼすのか実感できる人は少なかったと思います。しかし、日本でも、二〇一一年三月に東日本大震災が起こり、福島第一原子力発電所の事故も重なって、長期にわたって避難所や仮設住宅での生活を余儀なくされた人も多く、本来の自分の作業ができない状態が続きました。東日本大震災に限らず、大きな震災に見舞われた人々は、自分の作業ができず、新たな自分の作業が見つけられず、見つけられる見通しもつかない状態に追い込まれました。いまもなお、このような作業的に不公正な状況にある人がいるのが現実です。震災で起こったことはとても残念なことですが、以前と比べると、多くの人が作業的不公正状態の問題を身近に理解できるようになったように思います。日本の作業療法士も、この震災で改めて作業的不公正を身近に感じ、それが健康を著しく脅かすことを実感しました。病気やけががなくても、多くの人が突然に作業的不公正状態に陥ることがある現実を知り、それに対して作業療法士はどう対処すべきかを考え始めるきっかけになったのです。

ＷＦＯＴは、人権に関する声明書のなかで、以下のように、作業療法士はすべての人の作業をする権利（作業権）を守ると宣言しています。[10]

人は、自分の文化と信念に沿ったやり方で、自分の潜在力を高め、満足を経験する作業に参加する権利を持つ。
人は、作業に参加するための支援を得る権利を持つ。
人は、抑圧や強制など生存や健康を脅かす作業から解放され、自分で作業を選択する権利を持つ。

また、どのような場合に作業権が侵害されるかについては、次のように述べています。

経済的・社会的・物理的排除が作業権の侵害となりうる。
貧困、病気、差別、避難、災害、戦争が作業権を侵害する。

さらにＷＦＯＴは、「人は作業を通して社会に多様な貢献をする」と明言しています。人は、作業を通して、自身を成長させたり回復させたりすることができる存在です。しかし、自分自身のためだけに作業をおこなうのではなく、その作業によって直接的あるいは間接的に社会に多様な貢献をします。ある人が何もしない、作業ができないということは、その人だけでなく社会の発展をも妨げるものなのです。

人として当然持つべき権利やそのありがたさは、それを失ったときにはじめてわかるものです。しかし、失った当事者しかそれに気がつかず、家族や周囲は理解できないことも多いのです。もちろん、その人が作業をしないこと（できないこと）が、どれほどの社会的損失へとつながっているかにも気づいていません。私たち作業療法士は、「人々がしたい、する必要がある、することが期待されていること」、すなわち作業の視点から社会や世界を捉え、個人にとって何が公正であるのかが確立した社会を目指し、そのために何ができるかを考え、人の健康や幸福に貢献したいと思っているのです。

7　作業療法と作業療法士の将来性は？

国際的に将来有望な職種として認められている。

私は、自分が大学受験で作業療法学科を選ぶときから、作業療法は人の人生や生活を支援するのだから、これから大いに活躍の場が広がっていく職業だと思っていました。ところが作業療法士になってから、理学療法のほうが一般大衆的にいいイメージがあるらしいことに気がつきました。それでも作業療法士がいいと思う気持ちは揺らぐことはなく、他の職業と比べて将来的にも有望だと思っていました。そんな私の思いを確信に変えたのが、前述した二〇一三年にオックスフォード大学でおこなわれた研究です。コンピュータ化が進んでも残る職種順位についての調査研究で、作業療法士はなんと七百二職種中、第六位に選ばれたのです。私だけの思い込みではなく、作業療法士が有望な職業であることを示す客観的な結果が示されたのです。

この研究では、将来、コンピュータ化や機械化が進んでも、作業療法士は機械に代わることができない、人にとって必要な職業とされています。同じリハビリテーション職として作業療法士と比較される理学療法士は、この研究によると九十位でした。同じリハビリテーション職でありながら大きな差が出たのは、近年の研究で、理学療法士による治療と専用に開発された機械による治療とを比較して、身体の動きの回復の度合いは変わらないという知見が示されたことがひとつの理由になっているのかもしれません。理学療法士は身体の動きと移動性・可動性についての専門家です。理学療法士も生活を支援し人の健康を高める職業ですが、その専門的手法は、人の身体の「動き」に変化をもたらす、あるいは「動き」を代償する方法を通しておこなうものです。オックスフォード大学の研究が予測するように、今後も、身体の「動き」の治療の多くの部分で機械化が進められるのは間違いありません。

これに対して、作業療法士は身体の動きに焦点をあてるのではなく、人がしたい、する必要がある、することが期待されていると感じていること、すなわち作業に焦点をあて、作業を用いて病気や障害で低下した能力の回復のために治療・介入をおこない、作業が最も早く効果的にできるようにしていく職業です。必要があれば、理学療法士と同様の治療をおこなうこともありますが、それは身体の動きや可動性に焦点をあてているわけではありません。身体の動きが回復しても、その作業に必要な特有な技能などが身についていなければ、作業をうまくおこなうことはできません。また、作業の手順や道具・材料は、その人の習慣や価値に合わせて実際に生活のなかで使えるものでなければいけないので、慎重に計画を立てることが必要になります。作業療法士は、作業ができるように支援するために、様々な側面に介入しなければならないので、そのために身体の動きの改善が必要であれば、身体の動きや可動性の専門家である理学療法士に改善してほしいところを提案し、チームで取り組みます。したがって、理学療法士の役割をロボットや機械がするようになっても、作業療法士がすべき治療・介入はたくさんあるということです。

その人の生活で作業ができるようになるかどうかは非常に複雑で、身体が回復すれば、あるいは発達すればできるようになるものではありません。同じ作業をおこなうにしても、いつ、どこで、誰と一緒におこなうのか、そのやり方や使用する道具、材料、社会のなかで期待される仕上がりなどが異なります。つまり、人の作業そのものは様々な要素が複雑に組み合わさって成り立っているのです。その作業と人が生活のなかでしっかり結び付くには、必要な条件を整えるとともに、刻々と変わる周囲や状況に合わせて調整していく必要があります。さらに、実際に作業をするかどうかは、その人の作業への思いが影響し、状況によって思いも変化するものなので、作業の支援を機械化することは非常に難しいといえます。

日本でも近年ますます、人の個別性が重んじられるようになり、画一化されたサービスを一様に提供すればいいという考えは古いものになってきました。こうした個別性を重視する社会状況や高齢化社会が進むなか、リハビリテーションで作業療法士が担う役割はより重要なものになり、必要とされる作業療法士の人数は今後も増えることはあれ、減ることはないでしょう。

ところが残念なことに、作業療法士としての専門性を生かすことなく、医師や理学療法士、臨床心理士のまねごとをしている人がいます。作業療法士がこういう人ばかりになってしまったら、作業療法士の将来は有望とはいえないでしょう。これから作業療法士を目指す人には、人が作業することの複雑さを理解し、人の「したいこと」つまり作業を支援するための、高い知識と技術を持つ作業療法士を目指してもらいたいものです。多くの人の「したい」を実現し、人の健康や幸せに貢献することは、作業療法の未来だけでなく、社会をよりいいものにしていくことにつながります。

8　作業療法士の資格を得るには

日本で作業療法士になるには、作業療法士の養成をおこなう三年制か四年制の専門学校、三年制の短期大学、あるいは四年制の大学を卒業し、国家試験に合格する必要があります。

つまり、最短で、高校を卒業して三年制の専門学校を卒業すると国家試験の受験資格が得られ、国家試験に合格すれば、作業療法士になれます。日本作業療法士協会によれば、二〇一六年現在で、養成校の数は全国に百八十四校あります。[11] うち、四年制大学が七十三校、三年制短大が五校で、その他が専門学校です。詳しくは、付録に、地域ごとにまとめた養成校リストがあるので参照してください。

どの大学や専門学校を選ぶかは、それぞれの学校の特徴もあり、長所や短所は選ぶ人によって違います。ちなみに、偏差値が高いか低いか、大学卒か三年制の専門学校または短大かにかかわらず、国家試験の受験資格が得られます。また、就職した先の初任給も、大卒と専門学校卒とで差がないところも少なくありません。したがって、国家資格の取得だけを目指すのであれば、学校はどこでもいいと考えることもできます。

確かに大卒でも専門学校卒でも、作業療法士は作業療法士であり、初任給はかわらないのですが、勤務先での昇進を考えると事情が違ってきます。リハビリテーション部長の地位にはこれまで医師が就任するのが一般的でしたが、近年では、大学院で博士号や修士号を取得して働いている作業療法士や理学療法士がその地位を占めるようになってきています。昇進してリハビリテーション科長、作業療法科長を目指したい人は、高い学位を持っているほうが有利なようです。

大学院を目指す場合、三年制の専門学校卒でも受験できますが、大学院では個々のテーマを決めて研究活動をおこなうことになるので、四年制大学で研究論文を書いた経験がある人のほうが、大学院での生活になじみやすいでしょう。大学院を目指すのであれば、はじめから大学に進学するほうがいいかもしれません。もちろん、資格取得や将来の昇進が目的ではなく、いずれ、作業療法学や作業科学といった学問、つまり作業療法に必要な科学的知識や、作業と人の健康や幸福の関係を調べる科学者を目指したい人は、四年制大学で学ぶほうがいいでしょう。すでに大卒の資格を持っている人は、編入試験制度を採用している大学に編入学する方法もあります。

日本では三年制の専門学校卒で国家試験を受験する資格が得られますが、アメリカやカナダでは大学院修士課程を修了しないと作業療法士になることができません。それだけ、高度な知識や技術がなければ「作業」を適切に扱ったり、治療に用いることができないと判断されているからです。日本作業療法士協会も、二〇〇二年に示されたＷＦＯＴの作業療法教育の最低基準[12]を満たす有能な作業療法士を養成するには、三年制では足りないと考えています。日本作業療法士協会が厚生労働省に四年制への移行をはたらきかけていますが、様々な理由から実現していないのが現状です。しかし、国際的な流れからも、将来的には少なくとも四年以上の修学が必要となる職種になっていくでしょう。

作業療法士になるのに、日本国内だけではなく、海外の作業療法士を養成する学校に留学することもできます。外国で作業療法を学び、作業療法士の資格を取得した場合でも、厚生労働省に申請して認められれば日本で作業療法士の資格を得ることができます。ただし、どの国で取得したかによって、認められない場合もあるので注意が必要です。また、日本で作業療法士になった人も、ＷＦＯＴから認定されている養成校を卒業していると、外国でも資格審査が通りやすく、作業療法士資格試験の受験資格を与えられたり、申請だけで資格を認められて作業療法士として働くことができます。

ちなみに日本では、作業療法士の国家資格を持たない医師が作業療法士と同様に作業療法をおこない、保険点数を患者から得ることができることになっています。しかし残念ながら、一般の医師は、作業についての知識や技術を全く学んでいません。医学部では、作業を治療的に用いることを専門的に学べる科目がないのです。作業を用いて治療・介入をおこなう、障害が残ってもしたい作業をできるようにする、作業を通して健康な人の健康促進や障害予防をおこなうには、医学だけでなく作業療法学が必須です。

ところで、作業療法が勉強できる専門学校や大学にはたいてい、理学療法を勉強できる学科や専攻もあります。リハビリテーションというと歩行練習や体のマッサージというイメージが一般的で、スポーツ選手のトレーナーといった華やかな仕事としてマスコミなどにもてはやされることが多いためか、いまのところ、高校生には理学療法学科のほうが人気が高く、作業療法学科のほうが入学しやすいようです。理学療法士と作業療法士の給与や待遇は基本的に同じで、求人もほぼ同じくらいあります。しかし、作業療法士の養成校数（大学も含む）は、理学療法士の養成校数よりも少ないので、実質的には、新卒で作業療法士になる人のほうが多くの求人があることになるでしょう。現在の社会では病院での入院期間やリハビリ期間をできるだけ短縮して地域・自宅生活へ移行することが求められています。そのため、作業療法士の需要は高く、今後も求人が少なくなることはないと考えられています。大学の学科や専門学校も、社会的ニーズに合わせて人気は変化していきます。コンピュータ技術が進んでも生き残れる職業第六位にランク付けされた作業療法士は、もしかすると将来的には人気が高くなり、専門学校や大学の入学基準が厳しくなるかもしれません。

9　作業療法士の養成校（大学を含む）では、何を勉強するの？

医療職としての基盤となる生理学、解剖学、各疾患学をはじめ、心や身体の動きを理解するための心理学や運動学、作業に関わる全般的知識である作業科学と、作業療法評価学・治療学を勉強します。

作業科学とは、人の作業的存在を理解し、作業に関わる系統的な知識を生み出す学問で、一九八九年に誕生しました。それほど歴史がないため、作業科学という名前で授業をおこなっていない養成校もありますが、授業名が違っていても、作業療法の専門性と直接つながる作業の知識を学習することになります。また、養成校が専門学校ではなく大学なら、各大学の強みや特徴がある学問分野の科目も履修科目に加わります。

日本で作業療法士になるために、最低限学ばなければならない内容を厚生労働省が指定規則として定めています。作業療法士になるための養成校はどこでも、厚生労働省が定める指定規則に合ったカリキュラムになっています。また、ＷＦＯＴでは、作業療法教育の最低基準を定めています。この基準を満たした学校では、外国でも作業療法士免許の受験資格が得られます。

日本の厚生労働省の指定規則とＷＦＯＴの基準には大きな違いがあります。日本の厚生労働省の基準は、作業療法士が医療専門職として認められる医学の知識を十分に備えているかが重要視されています。ＷＦＯＴでは、人が作業的存在（第2章を参照）であることの理解からはじまり、作業に関わる知識と評価、治療・介入技術、作業と人と環境（文化を含む）の関係に関する知識、作業の評価および治療・介入技術を重要視し、これが身についていることが必要であるとされます。つまり、ＷＦＯＴの認定校でない日本の大学や専門学校は、作業に関する知識や評価、治療・介入技術を学ぶ授業時間数が少なく、作業科学をはじめ十分な作業に関する教育が受けられない可能性がありります。作業を治療的に用いる、作業をできるようになる知識や技術を効果的に学びたい場合、養成校を選ぶ際には、少なくともＷＦＯＴ認定校であるか、認定校でなくても「作業」に関する知識や技術に多くの時間を割いているかどうかをよく調べたうえで選ぶといいでしょう。学べる作業の知識や技術が学校によって異なるので、カリキュラムの中身を調べることは重要です。

作業療法士は手工芸やレクリエーションをするだけの楽しい職業だと思って入学したら、解剖学や生理学などで動物実験をしなければいけないことにショックを受ける人がいます。人の体の仕組みやどんな筋肉がどのようについているかを理解するために、学生同士で体を触診する練習を授業でおこなうこともありますが、人の体を触ったり、人に体を触られるのがいやで辞めてしまう人もいます。作業は多くの場合、身体運動を伴うので、作業を適切に治療に用いるには、身体についての理解が不可欠です。病気になった人が楽しく回復を目指すことで、作業療法でのより高い効果が期待できますが、作業療法士は楽しく作業させればいいというわけにはいかないのです。

理学療法科と作業療法科の両方を持つ私立の養成校では、理学療法科の希望者を作業療法科に入学させようとして、「似たようなことが学べる」と話したり、違いをはっきりと説明しないなど適切な情報を伝えない場合もあります。高校の進路指導の先生も「似たようなものだと思うし、偏差値が理学療法よりもやや低いから作業療法を受験してはどうか」と勧めてしまう場合もあるようです。理学療法と作業療法は、その特有性・専門性が違うので、入学前にどのような授業科目があるのか、どのような勉強をするのかをよく確認し、選択するようにしましょう。作業療法とは異なるリハビリテーション職の養成科目では、作業の知識や作業を用いて治療をおこなうことを学びません。理学療法士になりたかったけれど、似たような職業だと思って入学した人のなかには、全く違うものだと知って戸惑う人もいます。作業療法の作業とは誰にでも適用できる一律の活動ではなく、どのような活動がその人にとって作業になるのかは、様々な側面とその相互作用によって決まっていくものです（どのような側面を考慮しなければならないかは、第4章第4節を参照）。そのため、作業療法で学ぶ内容は幅広く複雑なものになります。体さえ動けば日常生活は何でもできると思っていて、身体の動きにしか興味がない人は、作業の勉強が苦痛に思えるかもしれません。

しかし私の経験では、大学一年次の授業で理学療法学や看護学を専攻する学生に正統な作業療法とは何かを説明すると、大学入学前に知っていれば、作業療法を選んだかもしれないという人が少なくありません。日本では、医療系の大学や専門学校の場合、入学した学科で自分の将来が決まってしまうような面があるので、作業療法に限らず、自分が受験しようとする学部・学科で何が学べるかを理解し、自分の興味や価値観としっかりとすり合わせることが大事です。偏差値で将来の職業を決めるようなことがないようにしてほしいものです。

注

（1）Carl Benedikt and Micheal Osborne, *The future of employment: How susceptible are jobs to computerization?*, The Oxford martin programme on technology and employment, 2013.

（2）World Federation of Occupational Therapists, "Definition of Occupational Therapy" (http://www.wfot.org/aboutus/aboutoccupationaltherapy/definitionofoccupationaltherapy.aspx) 2012.〔二〇一六年十二月十四日アクセス〕

（3）同ウェブサイト

（4）同ウェブサイト

（5）Florence Clark et al., "Occupational therapy for independent-living older adults. A randomized controlled trial," *JAMA* 278, 1997, pp.1321-1326.〔「自立して生活する高齢者への作業療法」加藤貴行訳、「JAMA」〔日本語版〕第十九号、一九九八年、七四―八一ページ〕

（6）日本神経学会では「神経難病とは、神経の病気の中で、はっきりした原因や治療法がないもの」と定義している。「日本神経学会」(https://www.neurology-jp.org/public/disease/nanbyo_r.html)〔二〇一六年十二月十四日アクセス〕

（7）文部科学省では、「アスペルガー症候群とは、知的発達の遅れを伴わず、かつ、自閉症の特徴のうち言葉の発達の遅れを伴わないもの」としている。文部科学省「主な発達障害の定義について」(http://www.mext.go.jp/a_menu/shotou/tokubetu/004/008/001.htm)〔二〇一六年十二月十四日アクセス〕

（8）日本作業療法士協会企画調整委員会編「作業療法白書二〇一〇」日本作業療法士協会、二〇一二年

(http://www.jaot.or.jp/wp-content/uploads/2010/08/whitepaper2010.pdf)〔二〇一六年十二月十四日アクセス〕
(9) Robin Stadnyk, et al., "Occupational justice," In Elizabeth S.Townsend, et al., eds.,*Introduction to Occupation: The art and science of living*, 2nd ed., Pearson, 2010, pp.329-358.
(10) World Federation of Occupational Therapists, "Position statement on human rights." (http://www.wfot.org/ResourceCenter.aspx), 2006.〔二〇一六年十二月十四日アクセス〕
(11) 日本作業療法士協会「全国作業療法士養成校一覧（二〇一五年度）」(http://www.jaot.or.jp/others/全国作業療法士養成校一覧（二〇一六年度）.html)〔二〇一六年十二月十四日アクセス〕
(12) Clare Hocking, Nils Erik Ness, "Revised minimum standards for the education of occupational therapists 2002,"World Federation of Occupational Therapists. 日本作業療法士協会「作業療法士教育の最低基準 二〇〇二年改訂版」(http://www.jaot.or.jp/wp-content/uploads/2013/12/OTmimimumstandard-2nd.pdf)〔二〇一六年十二月十四日アクセス〕

第2章◉健康や幸福への作業の影響

第1章では、作業療法士は、作業（＝人がしたい、する必要がある、することが期待されていること）を用いて治療をおこない、作業ができるように支援する職業であることを説明しました。それを通して、作業的にちょうどいい社会を実現し（第1章第6節を参照）、人の健康と幸福に貢献しようとしている職業であることも述べました。

本章では、作業が人の健康や幸福にどのような影響を及ぼしているのかについて、少し詳しく、これまでの研究成果も踏まえて話をしていきます。本章でこの話をするのは、作業が人の健康や幸福に深い関係があると理解することで、作業療法士になりたい、作業を中心に置いて治療・介入を進め、作業ができるように支援したいと思えるようになるからです。また、作業療法士を目指していない人でも、作業を通して健康維持・促進するためのヒントを知ることができると思います。

では、まず、次の質問に答えてみてください。

人は何もしないで、生き生きと生きていけると思いますか？

この質問には、多くの人が「思わない」と答えたと思います。作業療法学の研究成果を知らなくても、多くの人は作業が健康や幸福に関係があると漠然と感じているものです。生きるためにおなかを満たす、体を清潔に保つ、暑さ寒さから身を守る、といったことでさえも、人は何か（作業）をすることなしに満たされないのです。何もしなければ、健康を損ねるどころか、生命の危険に直結する場合もあります。人生の終末に、ベッドで横たわり体が動かせない状態でも、自分の周囲の人に感謝し、自分は幸せだと感じることができる人がいます。それは、その人が自分の人生で何かをし、それによって誰かと出会い、助け助けられ、何かを達成できたからそう思えるのではないでしょうか。その人が様々な作業を試み、おこなってきたから得られたものなのです。

日本の作業療法の基盤となったアメリカの作業療法は、一九〇〇年代初頭に始まりました。当時はまだ科学的根拠はなかったものの、それまでの歴史のなかで、人の健康を維持したり回復させるには、身体を診るだけでなく、作業を中心に考えることの重要性が理解されるようになったからです。この時代から、作業療法では、人を作業的存在としてとらえ、衣食住を満たすにも、心身を発達・成長させるにも、自分自身を表現したり生きる価値を感じるにも、作業をしたり作業と関わることが不可欠で、病気から回復するためにも作業が重要な役割を担うと考えられてきました。

ここで、アメリカでの作業療法の創立メンバーであるウィリアム・R・ダントンの言葉を紹介します。

作業は食べ物や飲み物と同様に人生に必要なものである。すべての人は精神的・身体的作業の両方を持ち合わせるべきである。楽しめる作業も持つ必要があり、特に仕事がつまらなく味気ないものであるとき必要となる。病んだ心、体、魂は作業によって癒されるだろう(1)。

これは百年ぐらい前に述べられた作業と健康に関する論文中の一節です。いま読んでも色あせることなく、作業療法が人にとってどうして必要なのかという本質を捉えた内容になっています。当時は、これを証明する研究はなく、経験論として扱われていましたが、現代では、様々な学問領域での研究で、作業と人と健康についての関係が明らかにされて、ダントンが述べていることが仮説や前提ではなくなりました。そして本章を読み終えたときには、人が作業を組み合わせて一日を作り上げ、作業をすることを通して人や社会とつながり、自分の役割を見つけ、心身を成長させたり維持したりする存在であることを理解してもらえると思います。

1　長生きするには、運動や体操をしなければならない？

運動や体操をしなくても、レジャー活動や社交活動を続けている人は、体操や運動をしている人と同様に長生きする。

健康番組で取り上げられる話題といえば、食べ物と体操や運動なので、健康を維持するといえば、食事内容と体操を思い浮かべる人が多いでしょう。高齢者のなかには、散歩や体操をしないと長生きできないかのように思い込んでいたり、食事を楽しむのではなく、好きでもない食べ物を薬のように食べている人もいるようです。この善し悪しはここでは吟味しませんが、健康を維持して長生きするためには、必ずしも運動・体操をしなければならないというわけではないことがアメリカでおこなわれた大規模な調査・研究で明らかにされました。(2) 人と交わる、人と一緒に何かをしたり楽しむこと、一緒に何かを作り上げる日常生活を送っている人は、スポーツジムに通って運動したり、意識的に体操や散歩をしている人と同様に死亡率が低かったのです。また、イギリスでの研究では、施設に入居している体に障害があり運動がままならない人でも、何かをすることを心がけ、そこから楽しみを見つけている人は、そうでない人よりも長生きで、うつになる可能性が低いと報告されています。(3) さらに、虚弱高齢者を対象としたアメリカの研究では、自分がしていることの価値を見直し、それを持続できるように工夫したり、近所の人と協働して自分ができることを増やしたり、支え合う作業に取り組めるような支援を受けた人たちは、そうでない人たちと比べて、必要な医療費が明らかに少ないということです。(4) この研究からも、自分がおこなう作業を大事にし、他の人と交流するような作業が人の健康を維持・促進していることがうかがえます。少なくとも、これまで自分が楽しんで続けてきたことや、人と交わるような作業をやめてまで、体操や運動をする必要はないということです。

マスコミで健康維持のために運動や体操、食事を多く取り上げるために、それさえしていれば健康であるという錯覚を起こしている人がいるかもしれません。体操や運動だけでなく、作業をすることと健康の関係がもっと知られるようになると、これまで自分がしてきた大切な作業を取り戻す支援をする作業療法のよさが一般の人にも理解されやすくなるでしょう。

2　おこなうことで健康や幸福になれる作業はどれ？

誰でもこれをすれば幸せ（健康）になれるという万能薬のような作業はない。

これをすれば、誰でも健康や幸せになれるという作業は、いまのところ見つかっていません。日本の高齢者の多くは、体操をすれば、健康を維持できる、健康になれると思っていて、健康でいるためには体操がとても重要だと考えています。そして健康でいれば、幸せでいられると思っているようです。最近では、地方自治体が高齢者の健康を維持することで介護予防につなげようという教室を開催していますが、その実施を作業療法士に依頼することがあります。そのときには必ずといってていいほど、教室で「体操」をすることを希望します。「体操」をおこなわないと、その教室が健康に効果がないかのように不満が出るほどです。しかし、自治体で実施している体操教室の成果についての調査報告によれば、体操教室に通っているときには好評だが、特に身体機能の向上があるわけではなく、さらにその体操教室が終わってしまうと通う前よりも幸福感が低下するという結果さえあります。単に体操をすれば、誰もが健康でいられるわけではありませんし、体操をしないと健康でいられないというわけではありません。残念ながら、高齢者にとっても、体操をするという作業は、幸せや健康になれる万能薬にはなりません。とはいえ、専門家の指導を受けた体操は、毒にはなりませんが。

リハビリテーション関係の研究で、身の回りに関する作業、つまり、食事、整容、更衣、入浴、トイレについての自立度と生活の質や幸福感には深い関係があるという報告が数多くあります。このため、リハビリテーションでは、生活の質を高めるという視点を含めて、身の回り活動の自立のための支援を最優先する傾向があります。身の回りの作業以外では、ノルウェーでおこなわれた大規模な研究で、スポーツ観戦や文化的なイベントに参加するなどの作業をおこなっている男性と、楽器を習う、グループで歌を歌う、アートクラスに通うなどの作業をおこなっている女性は、そうでない人たちと比べて不安やうつになる傾向が少なく、より健康で満足した生活を送っていることが明らかにされました(5)。では、本当に身の回りの作業を自立しておこなったり、自分の好きな活動をしていれば、誰もが健康に、そして満足のいく生活を送ることができるのでしょうか。

例えば障害を持つ人の多くが、長い時間をかけて食事や服の着替えが一人でできることよりも、その時間を使って生活を充実させる別の作業をするほうが意義があると話しています。食事や服の着替えの練習ではなく、大学まで毎日通うことや、介助者に自分がしてほしいことをうまく伝えることができるようにしてほしかったというのです。また、実は、身の回りのことができる能力は、生活の質とは関係がないことを示す研究結果も多くあります。かつては作業療法士も、他の医療職が身の回りの自立を重要視する流れに押され、その人の「したい」作業を十分に理解することなく、身の回りの作業ばかりを支援していた時代もありました。しかし本来、作業療法士の役割からすればこれはあってはならないことです。

この流れを大きく変えることになったきっかけの一つは、二〇〇二年の日本作業療法学会の学会長講演で紹介された事例です[6]。自立が不可能と考えられていた人が、リハビリテーションスタッフと一緒に努力した結果、身の回りの活動を自分でおこなえるようになりました。その人は退院し、自宅に帰ったのですが、バリアフリーに改造した自宅を「座敷牢」と呼び、半年後に自殺したのです。この事例は作業療法士に、改めて人と作業との関わり、健康や幸福の関係について深く考えさせるものになりました。この事例から学ぶべきことは、身の回りのことができることが誰にとっても幸福の基盤だから、身の回りのことさえ支援すればいいという考え方は間違いだということなのです。

ノルウェーでの研究結果も踏まえて、あえて、「どの作業をすれば……」という質問に答えるとすれば、人にとって自分らしさを感じられる、あるいは、生きているのが楽しみになる、意欲的に生きていきたいと思えるような作業をすると、健康感や幸福感が高くなるのかもしれません。もちろん、人の幸福感や健康感を上げる作業の内容は人それぞれに異なるでしょう。単純に、映画鑑賞をすれば、将棋をすれば、家庭菜園をすれば、などと、ある特定の作業名をあげて、それをすれば幸せになれるとはいえないのです。

作業を通して、人が健康になる、幸福になるのを手助けすることは、マニュアルどおりにすればできるというものではありません。その人の作業に関する様々な要素を理解することなくして、それは実現できません。近年、作業療法で治療・介入をするときに、その人の作業に関する情報をより多く収集することを重要視するようになってきています。ある研究で特定の作業が人の幸福や健康に関係しているという研究成果が示されたとしても、ステレオタイプ的に、誰にでもそれが当てはまると思い込むことは、先にあげた例のように、とり返しのつかない結果をもたらすことがあるのです。

3　どのように作業をおこなうと、健康感や幸福感は高くなる？

自分がしたい場所で、したいときに、一緒にしたい人と、したい方法でおこなえる状況で、作業ができると健康感や幸福感が高まる。

好きなことをしていたら、したいことさえできれば、健康感や幸福感が高まるかというと、そうでもありません。いくら好きなことでも、いやな人と、自分がしたくないときに、したくない場所で、自分の望まない状況や方法でしかできないとなれば、幸福感や健康感は得られにくいのです。作業内容とその作業をおこなう状況は、人の幸福感や健康感に関係することを明らかにした研究があります。日本の中高年者四百七十人を対象に半年間の追跡調査をおこなった結果、自分らしい生活にとって大切な作業を、いつどのようにおこなうか自分で決め、自分の生活に合わせて時間やエネルギーをバランスよく使用して、自分が満足するようにおこなうことができるほど、健康感が高くなることが示されたのです。[7] スウェーデンでも成人女性四百八十八人を対象とした研究で、同様の結果が得られています。[8] 第1章第2節でも触れましたが、人は一日のうちで多くの作業をおこなっています。作業を組み合わせて、それを積み重ねていくことで一日、一週間……と過ごしています。だからこそ、自分で何をするかを決められること、つまり自分の能力に合わせていつ、どのように作業をおこなうかを決め、自分の思うようにできることはとても大事なことなのです。障害があると、自分でも何ができるかがわからなくなり、何をするかを人に決められてしまったり、家族の思うようなやり方でしか作業できなくなることが多いものです。障害があっても健康で幸福だと感じられる人もいれば、障害がなくても健康感・幸福感を得られない人もいます。健康感・幸福感は障害の有無やその程度ではなく、自分がしたい作業をしたいようにおこなえるかどうかと深く関わっていると考えられます。

さらに、どのような作業の組み合わせが健康にいいのかを調べた研究もあります。自分が楽しめること、誰かのためになること、休息となること、これをバランスよくおこなうことが重要であることはよく知られています。作業バランスが偏っていて健康を損ねる例としてよくあげられたのは、企業戦士といわれる人たちの過労死でした。仕事漬けの生活で、自分が楽しむことや休息をとらずに精神的にも身体的にも負担をかけ続け、健康を著しく損ねて死に至るという例です。

その一方では、休息時間が長すぎても生活満足感が低いという研究報告もあります[9]。身近な例として、高齢者で専業主婦だった人が、息子夫婦と同居して家事をすべて任せることになり、これで「楽ができる」と喜んでいたところ、うつになったり、急激に認知症の症状がひどくなったりする話もよく聞かれます。家事以外に趣味やボランティアなどしたいことがなくて、家事をすることが楽しみで人の役に立っていると感じている人の場合、家事を家族に任せてしまうと、「休息」作業しかなくなります。家事をしてもらえるようになった直後は、その「休息」に幸せを感じたかもしれません。しかし、一日の作業のほとんどが休息になってしまうと、時間がたつにつれて、その作業は「休息」の意味をなさなくなります。休息の意味を持つ作業は、体や精神を休めてゆっくりするというものです。家事をしなくなり、特に趣味や社会活動がない人にとっては、長期にわたって体や精神を使わず一日中ゆっくりしているだけとなり、心身機能の低下を招き、健康を害することになるのです。人との関わりも自然に減るので、周囲からのストレスも減りますが、喜びや楽しさ、自分がこの世に存在している価値や意味を感じづらくなり、幸福感が低下します。休息は、休息以外の作業があってこそ生きるものであり、作業のバランスが偏らないことが重要です。

さらに、施設に住む障害がある高齢者を対象とした研究で、重要だと感じる作業や楽しいと感じる作業をおこなっている人のほうが、その時間の長さにかかわらず、幸福感に深く関わる生活満足感が高いことが明らかになりました。反対に、時間の無駄だと感じる活動や、しないほうがいいと思う活動ばかりしている人は、生活満足感が低いという報告もあります[10]。

これらの作業と幸福や健康に関する研究や事例から、作業療法士が人の健康や幸福を支援するためには、その人の作業そのものに焦点をあて、その人にとっての作業の意味や生活の位置づけを理解し、生活にとって鍵となる作業ができる、し続けられるまで支援することが重要だといえます。
また、作業療法士だけではなく、一般の人にも、自分自身がしている作業を振り返り、どのように作業をすることが自らの健康や幸せと関係しているのかを考えてもらうようにすべきだと思います。

4　人は作業をおこなうことで必ず健康になれる？

作業をおこなうことで健康を害することもある。

したいこと（＝作業）をすることは、人の幸福や健康にいい影響を及ぼすという研究成果を、ここまでたびたび紹介してきました。だから、作業療法士は人がしたいことを支援するとも述べてきました。しかし、実は、作業はいつも人に健康をもたらすとはかぎらないのです。多くの研究で、作業が人の健康や幸福に悪影響を及ぼす例が示されています。

一例として「タバコを吸う」という作業を取り上げて考えてみましょう。喫煙率が低下しているとはいえ、いまも喫煙者は少なくありません。なぜタバコを吸いたいのかは、人によっていろいろな理由があります。若年層ではファッション、社会への反抗の象徴だったりします。葉巻の場合、香りを楽しむという趣味的な意味もあるようです。また、ダイエットのため、お菓子の代わりに口寂しさを紛らわせるためにも使われています。多くの場合は、仕事の合間などにリラックスしたいとき、気分転換をしたいとき、休息をとりたいとき、ストレスの発散をしたいときにおこなわれています。こうしてみると、「タバコを吸う」という作業は、している人の健康にいい側面があり、タバコとライターさえあれば手軽におこなえるために、多くの人にとってしたい作業になることも理解できます。

一方で、タバコがガンの発症率を高めることはよく知られています。タバコのパッケージにも、吸いすぎると、タバコに含まれる成分が健康に悪い影響を与える可能性があると書いてあります。つまりタバコを吸うという作業をおこないすぎると健康によくないのです。さらに、副流煙の問題、つまりタバコの煙によって他人にも健康被害を与えることから、喫煙者は嫌煙家からもかなりの批判を受けるようになり、それが精神的なストレスにもつながっています。喫煙場所も限定されてきて、好きなときに好きな場所でタバコを吸うことができません。多くの人が喫煙所でタバコを吸うことになり、他の喫煙者の副流煙によってガンの発症率が上がってしまうという状況です。さらに、タバコを吸うことが日常化されるとニコチン中毒になり、イライラやストレスの発散のためにおこなってきた作業なのに、ストレスがない状況のときにも、タバコを吸わないとイライラが生じ、うつ状態になることもあります。また、タバコは血管を収縮させるはたらきもあるので、脳梗塞や他の疾患を引き起こすことも考えられます。タバコを吸うという作業は、したい人にとっては健康にメリットがある半面、デメリットも大きいことがわかります。

タバコの害はニコチンという物質の成分が関係しているから、健康を害するのは作業による影響と思えない人も多いでしょう。では、別の作業を例に考えてみましょう。現代社会では、「コンピュータを操作し書類や作品を作成する」という作業をしたい、する必要があると感じる人が多くなりました。この作業をしたい理由は、簡単に早く情報を収集でき、多くの書類やデータを省スペースで管理できる、出し入れが容易で仕事の効率が上がる、手書きのものより見栄えがいい、コンピュータを使わないとできないことがある、など様々だと思います。社会人であれば、そもそもコンピュータを操作できなければ仕事ができない場合も少なくありません。コンピュータを操作することは、仕事の継続といった経済的なメリットにも関わってきます。経済的な豊かさは健康や幸福に関係があり、他の人と同じようにあるいは負けない仕事ができることは、自尊心や自己有能感にもつながります。

一方で、長時間のコンピュータ操作は、目の疲労だけでなく、腰や首の筋肉のコリからくる体の痛みを引き起こし、過度なタイピングによって手の腱鞘炎にかかることもあります。体や足を使わないデスクワークなので、この作業ばかりしている人は、筋力や心肺機能も低下し、少し運動しただけで疲れてしまう可能性が高くなります。男性は、長い時間座っていることで生殖器に熱がこもりやすくなり、精子の数が減るという指摘もあります。

こんなに複雑な話をしなくても、仕事をしたいと思っていた人でも、いざ仕事を始めてみると、経済面や世間体などでメリットがある半面、新しい仕事内容や環境に慣れるまではストレスがかかるというデメリットがあることは、誰しもが知っていることです。近年、他の医療職と異なる手法で、作業療法士が精神障害者の就労支援をおこない就労率を上げていますが、その手法の一つとして、この作業のメリットとデメリットの両面を考慮に入れて支援をおこなうという方法があります。いままでの生活に、新たにしたいこと（仕事）を加えることがその人にどのような利点と欠点をもたらすかを分析し、仕事とその他の作業とのバランスのとり方を本人に気づかせ、ストレスをマネージメントすることに生かすのです。さらに、仕事を含めた生活でおこなう作業のメリットとデメリットの兼ね合いのなかで、仕事を始めてから加わったストレスをどうやって減らすか、減らせるか、その人に合わせて仕事先の環境や勤務時間の長さ、勤務時間帯、仕事の内容、仕事の手順や工程を変えるなどで調整していきます。そうすることで、試用期間中にストレスがたまり、働く意味を見失い意欲がなくなって辞めたり、病気の再発の恐れや健康状態の低下によって就職をあきらめざるをえない事態になることを回避しているのです。さらに、こうした支援によって就職した人は、離職率が低いという成果もあげています。

人がしたい作業やしている作業は、その人にとってなんらかのメリットをもたらしますが、一方で、作業をおこなう環境ややり方がまずいと、期待されるメリットよりもデメリットのほうが大きくなり、結果的に健康を損ねることがあります。どのような作業もその人にとっていい面と悪い面があります。毒にも薬にもなるという表現がありますが、作業にも同じことがいえます。作業療法士は、したい作業の支援をおこないますが、単純にしたいことができるようになればいいというのではなく、作業がもたらすメリットとデメリットの両面を考え、したい作業をすることで起こりうる悪い面を可能なかぎり小さくする方法を考え、健康維持や促進の支援をおこなっていくのです。

5　身体に障害がない人のほうが、障害がある人よりも健康的で幸せ？

身体の障害の有無では、その人が健康的であるのか幸せであるのかは測れない。

この話を進める前に、本書を読んでいるあなたに、ここで少し考えてほしいことがあります。私は、自分が勤める大学で十年近く「リハビリテーション概論」という一年生の授業を受け持ち、作業療法とは何かについて教えています。授業には、作業療法士になろうとする学生の他に、看護師、理学療法士、診療放射線技師になろうとする学生が出席しています。毎年、百人を超える学生が履修する授業です。この授業で必ず、学生に以下の三つの段階を追って、どちらの人のほうが幸せだと思いますか？という質問をします。本書を読んでいるあなたも一緒に考えてみてください。

段階①　ＡさんとＢさんではどちらの人が健康的で幸せだと思いますか？

Ａさん：障害[11]が比較的軽度。

Ｂさん：障害が比較的重度。

段階②　ＣさんとＤさんではどちらが幸せだと思いますか？

Cさん：障害はあるが、自分がしたい仕事をしている人。

Dさん：障害はないが、自分がしたい仕事ができない人。

段階③　改めて障害が軽度のAさんと重度の障害があるBさんとの比較です。どちらの人が健康的な生活を送っていると思いますか？

Aさん：身の回りの食事、整容、トイレ、入浴、更衣などは、自分一人でできるが、それ以外は自分に何ができるかわからず、毎日ぼんやり過ごしている人。

Bさん：身の回りのことの一部を家族に手伝ってもらう必要があるが、毎日、自分がしたいときに、植物やペットの世話をしたり、家族にお茶をいれてあげたりして、家族のなかでの役割を担い、趣味でインターネットゲームをしたり、友人とメールをしたり、お菓子を作ったりして楽しんでいる人。

三つの質問に、どう答えましたか？　私が勤める大学では、質問に対する反応は毎年あまり変わりません。段階①では、ほとんどの学生が、Aさんのほうが健康的で幸せなはずだと考えます。わからないという学生が二、三人。段階②に進むと、八〇パーセント以上の学生がCさんのほうが幸せな人だと挙手します。五パーセント前後の学生が、Dさんのほうが幸せな人だと挙手します。一〇パーセント前後の学生が、わからなくなってきたといいます。そして、Cさんのほうが幸せな人だと考えた学生の何人かは、Dさんのほうが幸せだと手を挙げた学生に驚きの表情を見せます。段階③では、ＢさんよりもＡさんが健康的な生活を送っている人だと挙手する学生はいなくなります。段階①ではＡさんが圧倒的に幸せのはずだと支持を受けたにもかかわらずです。Ａさんよりも障害が重度のＢさんですが、身の回り以外の様々な作業をおこなうことで、家庭内での役割を担い、友人とつながり、自分自身の生活を楽しんでいることを知ると、その人への評価がガラリと変わるのです。ちなみに段階③の問いには、「どちらが幸せだと思いますか？」とは学生に聞いていないので、この段階でＡさんがＢさんよりも生活を楽しめる、やはり障害が軽いほうが幸せだと学生が考えているかどうかはわかりません。

幸せでいるための条件は、人によって違います。障害がないことが幸せの前提となるという人もいるでしょう。だから、どちらの人が幸せだと答えても、それによって批判されるべきではないと思います。でも、多くの学生が、多くの人にとって価値がある仕事という作業で、自分がしたいと思えるような仕事をしている人のほうが、障害があっても幸せだと判断し、障害の軽重にかかわらず、家庭内での役割を担い、友人とつながって自分自身の生活を楽しんでいる人が健康的であると判断したことは、やはり一般的にもそう考える人が多いということでしょう。

架空の人ではなく、実際に社会的に活躍している人の例をあげて考えてみましょう。画家で詩人の星野富弘さんをご存じでしょうか。星野さんは、中学校の体育の教師でしたが、クラブ活動の指導中に事故に遭い、手足が動かなくなりました。その後、口で字が書けるようになり、絵を描くようになり、とても心をうたれるやさしい絵が評判となって画家そして詩人となりました。現在でも手足は動きませんが、自分自身の美術館や海外での個展を開催するなど国際的に活躍をしています。

多くの人が星野さんの詩や絵に出合い、励まされたり、幸せとは何かを考えさせられるといいます。星野さんは動けなくなってとても大変な思いをされたことをインタビューで語っていますが[12]、生まれたときから動けない体ではなかったので、いまの生活に慣れてからも動けていたときのことを思うことがあるようです。一方で、月日がたち、動けない日常が当たり前になり、それが自分であると感じ、動けるころとは違う感覚、考え、思いが生まれてきたとも語っています。手足が動くころとは異なる別の作業を見つけておこなうことで、別の出会いや、別の仕事につながり、それがいまの自分を作っているということです。実は、星野さんは、みんなが思っているほど、いつも穏やかでいい人でもなく、日常は混沌としていることもあるそうです。しかし、それは障害があるから、不幸せだからではなく、他の人と同じように感情の波はあるのだと語っています。いずれにせよ、星野さんがしている語りや、作品、社会貢献を知ると、単純に重度の身体障害があるから不健康で、不幸せな人だとレッテルを貼れる人は少ないでしょう。そして、星野さん自身の語りからも、不幸だと思っていないことがわかります。

何か（作業）をおこなうことを通して、それが誰かの役に立ち、何かの役割を担い、もがき苦しむことはあっても、自分自身をしっかりと生きていると感じられる人をすてきだと思う人は多いし、不健康で不幸せだと思う人はあまりいません。そう考える人が多いからこそ、「作業」の視点で治療・介入をおこない、まずは「作業」ができることを中心に考え、人と作業を結び付ける作業療法士という職業が必要とされるのだと思います。また、作業療法士を目指す人は、障害の有無にかかわらず生き生きと作業ができる生活を送れることが、人の健康や幸せに結び付くという考えを持っていることが必要です。そうでないと、人の作業をしっかりと支援する作業療法をおこなうことができないからです。

ところで、段階②で、障害はないが自分がしたい仕事ができないDさんのほうが、障害はあるが自分がしたい仕事をしているCさんよりも幸せだと学生が判断した理由は単純ではないでしょう。障害があるなしで判断したのではなく、仕事では自分がしたいことができなくても、仕事以外で自分がしたいことができるだろうから、障害がないほうが幸せだと思った学生もいます。しかし、障害が「ある」というだけで幸せではないと判断した学生もいました。障害があるというだけで、障害がない人よりも幸せではないと思うかという質問を改めてしてみたところ、「そうだ」と答えた学生がいました。「どれだけすてきなことができる人でも？」と聞いても、障害があるというだけで、ない人よりも幸せにはなれないというのです。

私の作業療法士としての経験からは、障害や病気がある人は、ない人よりも幸せではないという考えを強く持っている人は、その人自身が障害や治らない病気になったときに、自分の生活を取り戻したり、新たな生活を構築するのにとても時間がかかってしまい、家族など周囲の人にもつらい思いをさせることが多いのです。障害がある人は、障害がない人よりも幸せになれないという価値観は（逆の価値観も同様ですが）、そう簡単に変えられるものではないように思います。人の幸福は何で決まると思うかはほとんどの場合、その人が生きてきたなかで芽生え育ってくるものなので、何らかの根本的な変化がないとこの価値観が変わることは難しいでしょう。リハビリテーション専門職を目指す多くの学生は、障害の有無だけでは人の幸せは決められないと思っているでしょう。

そして、作業療法士を目指す人は、作業が人の幸せや健康に影響を与えるということを、感覚的にも科学的根拠に基づいても理解できる人であるべきだと、私は思っています。一方で、前出の学生に限らず、障害がある人はない人よりも幸せになることはできないという考えを持つ人が現実にいて、このような価値観を持つ人の担当に自分がなる可能性があることを、作業療法士を目指す人は忘れてはいけないと思います。

6　健康・幸福と作業の関係について社会で意識されないのはなぜ？

たぶん、作業をすることは人にとって、当たり前なのに複雑だから。

この答えは、研究成果や事実に基づく答えと異なり、私が持っている知識や経験から導き出した答えなので、「たぶん」をつけました。社会で意識されない大きな理由としては、運動や食べ物のようにメディアにほとんど取り上げられていないからだと思います。それでは、なぜメディアに取り上げられないのかを考えてみましょう。

メディアは、単純で明快で理解しやすく、多くの人が「へえ、そうなんだ」とちょっと驚きがあって印象に残りやすいこと、あるいは珍しいことを取り上げることが多いように思います。作業という領域は、この単純で明快、わかりやすい、珍しいといった基準に合わないように思います。あるいは、逆に、自分がしたいことをすることと、健康や幸福に関係があることがあまりにも当たり前すぎるのかもしれません。

何度も述べていますが、人にとって幸福や健康に大きな影響を及ぼす作業は、人それぞれ違っていて、「これをすればみんなが健康・幸福になる」というものはありません。また、人が作業をすることは当たり前で、特に意識せずに、些細なことをすることで幸せを感じるものです。例えば、夕食の後に、子どもと一緒にお笑い番組を見る、気に入ったお茶をいれてゆっくり飲む、趣味のコレクションをながめるといった作業です。こうした作業で幸せを感じる人にとっては、これらの作業はとても大事なことですが、他の人にとっては特に珍しいことでもなく、やってみたいとも思わないし、興味もわかないでしょう。しかも、幸せに感じていた作業であっても、何らかの変化が生じると、全く幸せを感じることができなくなることもあるので、やっかいです。そのため、この作業をすれば「健康になります」「幸せになれます」と標準化して、作業と健康についてメディアで面白く取り上げることが容易にできないのだと思います。

メディアも面白ければいいというばかりではなく、まじめに学術的発見を正確に伝えるタイプのものもあります。そうした分野でも取り上げられないのは、健康・幸福と作業の関係についての研究や知見が少ないことも関係しているのでしょう。体操や運動に関しては体育学やスポーツ学の研究者によって、食べ物に関しては栄養学や薬学などの関連領域で、多くの知見が生み出されています。多くの知見が得られている理由は、学問的歴史が長いことと、それに着目している研究者が多いからです。一方で、健康・幸福と作業の関係について調べている研究者は、それほど多いとはいえません。作業療法学や作業科学といった領域の研究は少しずつ増えてきてはいますが、研究者の数は少なく、社会をあっといわせるような面白い研究成果はあまりないのが現状です。研究者が増え、より身近で面白い研究成果があがってくれば、メディアで取り上げられることが多くなるかもしれません。

ほとんどの人は、自分がしていること（＝作業）が自分の健康や幸福に大きな影響を及ぼしていると、多かれ少なかれ感じていると思います。しかし、病気やけがでもしないかぎり、自分がしてきたことと健康について誰かとそれを話題にする人はほとんどいません。話題にしたとしても、働きすぎた、ストレスによる食生活の乱れだといった範囲でとどまり、あまり突き詰めて考えないものです。それはなぜでしょうか。作業について考えることは、自分がしてきたこと、していること、したいこと、しなければならないのにしてこなかったことを考えるということです。なぜそれをしているのか、しないのかの理由を話すためには、人に知られたくない過去やプライベートを明らかにしなければならなくなる可能性が高くなります。また、自分の価値やしてきたことの意味をも考えることにつながるので、本当はしてはいけないことをし続けた人にとっては、自分が傷つかないように、あるいは人を傷つけないように本能的に考えることを避けてきた何かに直面することになったりします。自分で無意識に避けてきた本当の自分に向き合わなければならなくなったときの心理的な動揺はときとしてその人に大きなストレスを与え、健康を害するものにもなりかねないのです。あえて人の心を傷つけたり、傷つけられたい人はいません。だから、人の作業を、特別な理由もなく、面白おかしく適当にメディアで取り扱うべきではないということを、みんな無意識に感じているのかもしれません。

そうはいっても、自分で本能的に見て見ぬふりをしている部分が、あるいは無意識に続けていることが、自分の健康を阻害していることも多いものです。また、人が作業をすることは、周囲に影響を与えるものなので、場合によっては自分がしている作業が、他の人の健康や幸福に影響を与えてしまいます。そこで、自分自身や他の人が精神的に傷つかない範囲で自分の作業を見つめ直してみればどうなるでしょう。無意識のうちにストレスになっている原因を見つけて解決することができる可能性があります。また、自分でしなければならないこと、したいことと、しなくてもいいことを分けて、しなくてもいいことを減らせば、しなければならないことやしたいことにもっと時間をかけることができて、充実感が得られるようになるでしょう。人は自分の作業を見つめることで心身の状況を整え、より健康になれると思います。作業と健康の話をどういう切り口ですると、人にストレスを与えすぎない範囲でメディアが取り上げられる面白さになるのか、という視点も必要でしょう。社会的に作業と健康の関係が意識されず、健康になるための方策として取り上げられていないことは、とても残念なことです。作業に関する研究が進み、次世代の作業療法士のなかから、作業と健康と幸福の関係についてうまく説明できる人が出てきたら、メディアも注目し、人々がもっとじょうずに自分の作業を見つめられるようになり、健康を促進することにつながるかもしれません。

7 特別なことを始めなくても
――普段していることをし続けることで、人は健康を保つことができる？

それまで健康であった人なら、普段していることを無理なく続けられれば、それだけで、これまでどおりの健康を保つことはできる。

健康な人はこれまでしてきたことを無理なく続けていれば、十分に健康を保つことはできるでしょう。「もっと健康になりたい」というのであれば、新しい作業を生活に加えたり、これまでの作業をやめたりする必要もあるでしょう。別の角度から、心身の健康と日常でおこなっている作業との関係を考えてみましょう。生活で様々な作業をおこなうことは、私たちの心身にとってどんな影響があるのでしょうか。

私たちが作業をするときには、ほとんどの場合、体のどこかを動かします。作業に合わせて、体の様々な部分を動かすことで、筋力が鍛えられ関節の動きがスムーズになり、体の動きの巧さや敏捷さ、手先の器用さ、身体反応の速さ・敏感さなどを維持したり向上させることにつながります。歯を磨いたり、朝ご飯を食べたり、靴下をはいたり、お茶をいれたり、イヌの散歩をしたりというなにげない作業でも、心身能力の発達や維持を促すものになっています。自分はこれまで普通に生活してきたけれど健康に過ごしてきたという人は、いまの作業をやめなければ、これからも健康でいられる可能性は高いのです。

めんどうくさいからといって、安易にいままでしてきたことをやめたり、健康にいいとメディアに取り上げられたり誰かに勧められたことを始めたりすると、かえって健康を損ねることもあります。ある高齢男性の事例を通して、このことについて考えてみましょう。

＊宮内宏（仮名）さん（八十歳）の例

宮内さんは、若いときから趣味で家庭菜園を作ってきました。あるとき、テレビで「歩くこと」「散歩」は足の筋力だけでなく心肺機能も高めて体の健康に役立つことを知りました。そのテレビでは、なぜ歩くといいのか、どう歩くといいのかということについて、わかりやすく、詳細に述べていました。宮内さんは、家庭菜園をしていたので、雨の日以外は作物の世話をしていましたし、必要な肥料や種、苗なども季節に合わせて買いに行き、必要な道具や材料の管理もしていました。しかし、毎日あまり「歩いていない」ことに気がつきました。

そこで、もっと歩かないと健康を維持するのは難しいかもしれないと考え、近くの公園まで散歩に出かけることにしました。夏だったので暑すぎるのはよくないと思い、朝と夕に散歩をすることにしました。しかし、ちょうど、その時間はいつも家庭菜園をしている時間だったのです。

何事も熱心に取り組む性格だった宮内さんは、長い距離を歩いたほうが健康にいいと考え、散歩に精を出しました。散歩から帰ってくると疲れているし、昼間は暑いので、家庭菜園をしなくなりました。それからまもなく膝が痛くなり、痛みがあるときは散歩には行けずに家にこもることも増えたようですが、なんとか散歩は続けていました。数カ月たって、妻は以前と比べて、宮内さんの物忘れがひどくなってきたことに気がつきました。本人も妻に言われて認めざるをえないようでした。

宮内さんの例は、安易に新しい作業を始め、いままでしてきた作業をやめてしまったために、健康を害した例です。なぜ、宮内さんは物忘れがひどくなったのでしょうか。家庭菜園は、散歩と比べて脳を広範に使用する作業です。宮内さんの場合は、雨の日以外、作物の世話を毎日おこなっていて、いつ収穫するか、肥料や水は足りているかの判断をしていました。収穫時には、それに必要な道具を使用し、その管理もしていました。収穫した野菜で自分が食べたい料理を考え、妻に伝えたりもしていました。天候にも左右されるので、テレビで天気予報を見ながら、台風や風が強いときには支えを増やしたり、晴れが続きそうなときには、日ざしに弱い作物には日陰を作るなど工夫をしていました。いつ苗を植え種をまけばいいか、いつ収穫できるかを計算し、種や苗を買ってきて、計画的にどこに植えるかを決めたりしていました。こうしたすべてが、実はいま流行の「脳トレ」になり、常に脳を使っていることになります。一方で、散歩は、確かに長く歩けば心肺機能は鍛えられるのですが、平坦な道を毎日同じコースを歩いているだけでは脳が活性化されることはありません。つまり、脳を鍛える作業をやめてしまったために、物忘れがひどくなったというわけです。また、身体機能の面でも、家庭菜園では平坦なところを歩いているわけではないので、立ったり動いたりするためにバランスをとる必要があるし、はさみやひもなどの道具を使ったり、草採りをすることは手先の細かな動きを必要とします。鍬や鋤、収穫した野菜を持ち運ぶにはかなりの筋力を要します。家庭菜園をおこなうことは、散歩では使用しない身体の様々な機能と脳も使っていて、それを維持する練習にもなっていたのです。ですから、家庭菜園をしなくなったことで、心身機能の低下が起こるだろうことは本人や家族は気づいていませんでしたが、予測できることでした。

私は、作業療法士としてではなく、知り合いとして宮内さんに、「家庭菜園は脳トレになるので、朝か夕のどちらかに、家庭菜園を再開するといいし、膝の痛みが生じないためにも散歩を一日一回にしてはどうか」と話をしました。新鮮野菜も家族の楽しみになっていただろうし、宮内さんが家庭菜園をやめてしまって奥様は残念がっていませんか?、と投げかけてみたのです。まもなく、宮内さんは家庭菜園を再開しました。宮内さんは、以前はそうでもなかったのに、家庭菜園を再開してみると、「結構これが疲れを感じる、これまで散歩をして鍛えてきたのにおかしい」と話していました。やはり、数カ月でも家庭菜園をしていなかったことで、散歩では使用しない部分の身体機能が低下していたのです。私は、「おかしくないですよ。家庭菜園では散歩と違う筋肉やバランス能力を使用し鍛えることになります。無理のない範囲で散歩と家庭菜園を両方すると、いろいろなところが鍛えられるのでいいですよ」と話をしました。宮内さんは家庭菜園を以前よりは縮小したものの続け、数カ月後、妻は夫の物忘れがよくなったように思うと話していました。物忘れについては、散歩を始めたことが悪かったというわけではなく、脳を広範に使用し鍛える役割を担っていた家庭菜園をやめてしまったことが悪影響を及ぼした事例です。家庭菜園を続けていれば、脳の健康は維持できていたでしょう。あるいは、家庭菜園以外でも、手間がかかる料理を週に二回ほどするなど広範に脳を使用する作業をしていれば、それほど健康に影響を及ぼさなかったかもしれません。

新しい作業を始める場合は、どう健康にいいのか、それをするためにやめる作業があれば、その作業が自分の健康とどのような関係があるのか、本当に安易にやめてしまっていいのか、について考えることが、健康を維持するために大切です。作業療法士は、どのような作業をすることが、どの身体機能を使用するか、脳のどの部分を使用するか、鍛えることになるかを知っている専門職です。どの作業をどのように始めると健康にどんな効果があるか、やめるとどんな悪影響があるかをアドバイスすることができます。

8 作業を「しない」と人はどうなるの？

身体的にも精神的にも、自らを成長させたり維持したりすることができなくなります。

これまで、作業をすることについて話をしてきました。ここで少し、作業を「しない」とどうなるのかについて考えてみましょう。毎日忙しく動いている人は、たまには何も「しない」でゆっくりしたいと思うときもありますね。仕事を「しない」ことで、健康を維持したり回復させたりすることができるでしょう。このように作業をしないことが健康にいいこともあります。でも、こういう人の場合、本当に何もしないのかというと、そうでもないのです。自分にとって休息がとれる何かをしているか、休息がとれる範囲で何かをしていることがほとんどです。そして、普段の作業とのバランスを考えて、何をするかを決めています。しかし、自分ではどうしようもない理由で作業ができなくなり、ほとんどの作業を「しない」状況になってしまったらどうでしょうか。

東日本大震災で有名になった言葉の一つに、「不活動症候群」がありました。これは学術的には廃用性症候群とか生活不活発病といわれるもので、過度の安静や活動の制限によって、全身の機能が低下することを示します。これを防止するため、避難所や仮設住宅で体操をおこなうことが奨励されていました。ここで、なぜ不活動症候群になってしまったのかについて、根本的な原因を考えてみましょう。不活動症候群になった理由は、それまでの日常生活を作り上げていた作業ができなくなって、「しない」状況になったからです。特別な体操をしていない、スポーツができなくなったからではありません。避難所にいた人の多くは、体操もしていないし、スポーツもしていなかったけれど、体の機能を維持できていたと思います。日常の生活で体を自然に動かし、身体機能を維持・向上させていたのです。

長期にわたって避難所で暮らさなければならない状況では、体操よりも、もっと積極的に、避難をする前に人々が日常していた作業を取り戻せるように配慮したり、以前していたことのかわりとなる作業を見つける支援をしていけば、その人たちの日常の再構築を助け、自然に体を動かすことになり、不活動症候群をもっと防ぐことができたと思います。もちろん、避難をしている状況では、体操をしてよかったという人は多いと思います。もともと体操をしていた人であれば、日常の作業を取り戻したとも考えられます。しかし「動いていない→体操をすればいい」というのはあまりにも短絡的です。いくら不活動症候群を防ぐといわれても、体操が嫌いだったり、することに意味を感じない人にとっては、強制される作業でしかなく、ただでさえ精神的なストレスがある状況のなか、新たなストレスが加わることだったかもしれません。

このような不活動による身体の問題は、震災後の避難所や仮設住宅のような特別な環境でだけ起こりうることだと思われがちですが、実は日常的にもよく見られることです。例えば、定年退職後の趣味や次の仕事が獲得できていない人が例にあげられます。生活のなかでかなりの時間を占めていた仕事という作業が急になくなり、その時間を埋める別の作業もなく、外出もしなくなり、筋力や体力が衰えていく状況になる人は少なくありません。近年では、定年を見すえて、定年前から第二の人生で何をするのかを考えることが社会的に注目されるようになりました。それは「生きがい」を中心に語られることが多いのですが、身体能力だけでなく、頭のはたらきの維持にもとても重要なことです。

病気や障害があると、回復するまで動かなくてもいい、動かないほうがいいと思う人は多いでしょう。しかし、病気で寝てばかりいる状態は、様々な作業をしなくなる状況であって、病気と関係ない身体の部分の不活動を引き起こし、身体や脳機能の低下を引き起こします。病気が治ったらすぐに元の生活に戻れると思うのですが、長期にわたって入院すればするほど、病気とは関係ない部分の心身能力が低下するので、家に帰ってみると、いろいろな作業が困難になっているものです。

高齢者が骨折をきっかけに入院している間に、認知症になる事例が非常に多いことは知られています。入院しているときでも、できることは自分でおこなう、家でしていたことを、病気に悪影響を及ぼさない範囲で病院でも続けることは、病気とは関係ない身体や精神の機能を維持することにつながり、病気が治ったときに早く元の生活に戻れる可能性が高まります。元の生活に早く復帰したいのであれば、入院中も積極的に自分の作業をできる範囲でおこない、病気に影響を受けていない自分の身体の健康を維持することは大事です。

作業療法士は、病気や障害とは関係がない身体や精神の機能の健康状態を維持するために、病院のなかでもこれまでの生活でしてきた作業ができるように、また作業をするようにアドバイスをおこないます。しかし、多くの人は病気が治ってからでいいと思うようで、作業をしようとしないために不活動になり、身体の健康的な部分の機能低下を引き起こしてしまう人が少なくありません。すぐに病気が治る場合はいいのですが、病気が治るのに時間がかかる場合には、病気でない身体の部分の健康を維持するために、病気に差し障りがない範囲でできるだけ作業をしていくほうがいいのです。

最後に、子どもにとって作業をしないことの意味を少し考えてみましょう。子どもにとって作業を「しない」ことは、身体や脳の発達を阻害し、日常生活で必要な技能を獲得できなくなります。子どものときに親からほとんどかまってもらえない、ネグレクトという虐待を受けている子どもは、本来母親とともにするはずの作業を「しない」で年齢を重ねます。こうした子どもは、小学生になっても幼い遊びを繰り返しおこなうことが多く、一人で遊んだり、同年齢の子どもと比べて誰かと一緒に遊ぶ機会が少ない傾向にあることがわかっています。また、不器用な子どもが多いことも知られています。同年齢の子どもたちと遊ぶことを「しない」ために、さらに年齢が高くなると、社会的に身についているはずの行動ができず、人と一緒にする作業をうまくできないことが多く、自尊心や能力があるという感覚を持てず、問題行動を起こしやすくなります。適切な年齢に、適切な作業を「しない」ことは、健やかな成長を妨げ、子どもの将来の選択を狭めることになるのです[13]。病気や障害がある子ども同様です。障害や病気があるために、多くの作業を「しない」で成長するのが当たり前だと思われ、作業を経験する機会を奪われることが少なくありません。作業をすることがないので、障害がある部分だけでなく、他の健康な部分の成長を促進できない可能性が出てくるのです。

障害がある子どもを、特別支援学校ではなく普通学校に通わせたいと願い、そのことで学校と戦う親がいて、メディアでも取り上げられることがあります。子どもに障害があるのになぜ普通学校に通わせたいのかと疑問に思う人も多いようです。通わせたい理由は様々ですが、一つには作業を通して経験できることの違いがあると思います。特別支援学校では子どもの障害に合わせた支援をしてもらえるメリットがあるのは確かです。しかし、一方で、クラスメートもみな障害を持っている子どもばかりで、障害者のほうが圧倒的に少ない一般社会とは明らかに違う環境になります。例えば、特別支援学校では、障害がある人が本来社会で生きていくために重要なこと、つまり、作業をするときに、できるところは一緒に楽しみ、苦労し、助け合い、うまくできないところは障害がない人に援助してもらって、共存していくという経験は全くできません。どちらの学校で学ぶかによって、する作業が変わってきます。また「しない」作業も変わってきます。する作業と「しない」作業の違いによって、成長できるところが変わるのです。

アメリカでは、統合教育といって、障害がある子どもには特別な支援者をつけて、障害がある子どもも健康な子どもも同じ学校で同じクラスで学ぶことが推進されています。そうすることで、健康な子どもも障害がある人を別の世界で生きている人という感覚ではなく、同じ社会で何かをともにしながら生きていく人であることを自然に認識できるようになります。このことは障害の有無にかかわらず、みんなが住みよい社会を作り上げる基盤になると考えられています。

普通学校がいいか特別支援学校がいいかは、それぞれ長所・短所が子どもによって異なってくるため、簡単に結論が出せるものではありません。しかし、障害があるから、あるいは経済的な問題などから、明らかに他の子どもたちよりも「しない」作業が多い場合には、できないから「しない」のか、したくないから「しない」のか、「しない」ことが一般に当たり前だと思われて経験できなくなっているのか、などを十分に吟味することが必要です。したくないから「しない」のは、さほど問題ではないかもしれません。しかし、そうでない場合、子どもの健やかな成長を願うのであれば、障害や経済面などの問題を抱える子どもたちが、他の子どもが普通に経験することをしたいのにできない状態に置かれることはあってはならないことです。様々な作業ができるよう調整していくことは、社会の発展のためにも重要なことだといえます。

年齢や障害の有無にかかわらず、人は、作業をすることを通して「成長」するのです。不適切な理由でその作業が奪われ、結果的に「しない」状況にならない社会を作り上げていきたいものです。

また、作業療法士と作業療法士になることを目指す人には、作業を「しない」ことが健康や他の人に影響を与えていることについて、一般の人にもっと理解してもらえるようにはたらきかけてほしいと思います。

注

(1) William Rush Dunton, *Reconstruction Therapy,* Saunders, 1919, p.11.

(2) Thomas A. Glass, Carlos Mendes de Leon, Richard A. Marottoli, and Lisa F. Berkman, "Population based study of social and productive activities as predictors of survival among elderly Americans," *British Medical Journal* 319, 1999, pp.478-483.

(3) Caroline Godlove Mozley, "Exploring the connections between occupation and mental health in care homes for older people," *Journal of occupational Sciences* 8, 2001, pp.14-19 .

(4) Joel Hay, Laurie LaBree, and Roger Luo, et al., "Cost effectiveness of preventive occupational therapy for independent living older adults," *Journal of American Geriatric Society* 50, 2002, pp.1381-1388.

(5) Koenraad Cuypers, Steinar Krokstad and Turid Lingaas Holmen, et al., "Patterns of receptive and creative cultural activities and their association with perceived health, anxiety, depression and satisfaction with life among adults. The HUNT study, Norway,"*Journal of Epidemiological and*

community health,1-6. Doi:10.1136/jech.2010.113571.

（6）宮前珠子「クライエント中心の作業療法と、作業療法の学問的位置づけ、そして作業療法の全体を把握する観点」第三十六回日本作業療法学会学会長講演、二〇〇二年

（7）今井忠則／齊藤さわ子「意味ある作業の参加状況が健康関連ＱＯＬに及ぼす影響——健康中高年者を対象とした六カ月間の追跡調査」「作業療法」第三十巻第一号、日本作業療法士協会、二〇一一年、四二—五一ページ

（8）C. Hakansson , L. Lissner and C Bjorkelund, et al., "Engagement in patterns of daily occupations and perceived health among women of working age," *Scandinavian Journal of Occupational Therapy*, 16, 2009, pp.110-117.

（9）小林法一「第5章 高齢障害者の役割と生活満足感」「慢性障害者の役割再獲得に関する研究」科学研究費補助金基盤研究成果報告書、二〇〇一年、三二—六二ページ

（10）同報告書

（11）「障害」には生活障害、運動障害、身体障害、精神障害などいろいろな障害がある。また、心身に障害がなくても、環境との相互関係から、人は様々な障害を経験することが知られている。しかし、この授業でいう「障害」とは、あくまでも手足や体、心の障害（心身機能障害）のことだけを指している。

（12）星野富弘「苦しみを感謝する」、ＮＨＫ教育テレビ『こころの時代』（一九九五年九月二十四日放送）(http://h-kishi.sakura.ne.jp/kokoro-160.htm)［二〇一六年十二月十四日アクセス］

（13）Rodney J. Cooper, "The impact of child abuse on children's play: A conceptual model," *Occupational Therapy International*, 7, 2000, pp.259-276.

第3章◉作業療法の強み
――〝作業〟を用いた治療・介入の効果

第1章で述べたように、作業療法の他職種にない特有性、その最大の強みは「作業」を用いる評価・治療・介入技術です。作業療法士は、理学療法士、心理療法士、介護福祉士など他職種と明らかに違う焦点を持ち、治療・介入技術や目的がある専門職です。しかし、歴史的にその専門性が混乱し、作業を用いるという専門職特有の手段がないがしろにされて、他のリハビリテーション専門職と区別がつかないといわれた時期がありました。本章では、その歴史的経緯を紹介して、研究の知見を踏まえながら作業を用いた治療・介入の意義や効果について説明していきます。

1　理学療法と区別がつかない印象があるのはなぜ？

作業療法が確立されてきた歴史のなかで、作業の治療的効果について科学的根拠を示せなかった時代があったからです。

作業療法士は他の医療職とは明らかに異なる専門性を持ち、その専門性を軸に様々な場所で活躍しています。作業療法のことを調べ始めたばかりの人や、病院の作業療法室を見学した人が感じる「作業療法と他職種の違いがよくわからない」という疑問に答えるために、なぜ違いがわかりづらくなったか、作業療法の歴史をふまえて、わかりやすく説明していきます[1]。アメリカでの作業療法は当初から、作業は人の心・体・魂を回復させるという前提があり、人を包括的に捉えるなかで、様々な作業を用いた治療・介入が試みられていました。

一九三〇年代に作業療法は医療に位置づけられ、五〇年ごろに病院での治療の一環を担うものとなり、リハビリテーションの発展に伴い飛躍的に成長を遂げました。しかし一方で、医学界から、作業療法は病気や障害を回復させているようではあるが、あくまでも「よう」でとどまっている、とその効果に関して強く批判を受けました。作業が病気をよくする、病気によって低下した機能を向上させることを示す研究はなく、作業療法の効果を示す科学的根拠がないことが問題視されたのです。さらに、医療職であるなら、その人の作業そのものではなく、もっと病気の症状とそれに直接関わる心身機能に焦点をあてるべきだとされたのです。いまの医学界も、要素還元主義的な考えが主流ですが、当時の医学界はもっとその色合いが濃かったのです。

要素還元主義に基づくと、人の何かをする能力は筋骨格、神経、心肺、精神などの機能の状態によって決まり、何かをすることができないのは、これらの機能に何らかの問題が生じているためで、それを解決すれば何でも自然にできるようになると考えます。つまり、その考えでは、何かをしようとするときの環境や本人の意志、しようとすることの特質や技能の習得状況など、何かをうまくおこなうために不可欠な要素が重要視されなかったのです。こうした流れのなか、作業療法士も、病気で身体機能の低下が生じた人に対して、その人の作業に着目し、作業そのものを用いて治療をおこなったり、作業ができるように介入するのではなく、筋力や関節の動きなどの身体の機能を改善するために、道具や器具などを使わず直接その人の体に触れることで治療を施す治療法を多用するようになりました。その治療効果も、作業ができるようになることで示すのではなく、筋力が増強したか、関節の動きが拡大したかなど、身体機能の改善が測れるテスト結果で示すようになったのです。精神に障害を生じた人に対しても、作業を用いる治療ではなく、その人の精神内界を分析しカウンセリングをおこなうような治療が増えていきました。その成果についての評価も、その人が生活のなかで作業ができるようになることではなく、精神発達レベルなどで示すようになっていったのです。つまり、要素還元主義の影響を強く受けてから、作業療法士は「作業ができるようにする」という目的は掲げているものの、用いる評価や治療・介入手技やその成果指標は、身体障害領域では理学療法士と区別がつかなくなり、精神障害領域では心理療法士や精神科医と区別がつかないという問題が生じ始めたのです。

一九六〇年代、アメリカの作業療法士は、作業を用いた治療や介入をおこなっていないことが、自らの職業的アイデンティティーをあいまいにし、患者にとって他職種との違いがわからないという混乱を生じさせ、専門性の危機が生じていることに気づきました。また、他職種と同様の治療・

介入をおこなったうえで効果が得られなかった場合にだけ、作業を用いた治療を始めるという当時の治療方法が、病気の回復・改善や生活への復帰を遅れさせているのではないかという懸念も持ち始めました。もっとも、この時代には、作業療法の効果を、医師が理解しやすい心身機能の検査結果で示し始めていたために医師から批判されることがなくなり、医師とともに治療にたずさわることができるようになったために作業療法士の需要や知名度が上がり、医療のなかでの地位は確立できました。しかし、専門職としても学問的にも、その専門性を輝かせる「作業を治療的に用いる知識と技術」の発展が滞りました。このような状況のなか、科学的に明確な根拠はないものの、経験的には作業を用いた治療・介入によって多くの人が健康を取り戻したという事実を踏まえて、今後、作業療法はどうあるべきかについて検討され始めました。

一九七〇年代から、作業療法のルーツを取り戻すべく、作業の治療的効果の科学的根拠を確立する研究が大学でおこなわれるようになり、作業療法の基盤は、病気や病気によって低下した心身の機能ではなく、人の作業を中心とすべきであることが明確化されていきました。八〇年代から作業療法理論が次々に生み出され、学問的な発展が加速しました。そしてその理論が正しいかどうかを検証する研究も始まり、検証に必要な作業の遂行能力を測定する評価法の開発にも着手されました。さらに、八九年には、「系統的に人の作業に関する知識を生み出す学問の必要性がある」と考えられるようになり、作業療法学とは別に「作業科学」（Occupational Science）という学問分野が誕生し、作業療法の基礎学問として位置づけられました。

一九九〇年代に入り、これまであいまいだった作業療法の「作業」を明確に定義しようとする試みが始まりました。患者・利用者中心、あるいはクライアント中心といわれる概念を含めて、作業療法に特有の焦点、治療・介入手段、治療・介入目的が改めて明確にされました。そして、八〇年代に生み出された作業療法の理論や実践モデルは、さらに洗練されたものへと変化していきました。作業療法の効果を、その人が作業を通してどのように変化したかを科学的に捉えられる評価法も次々に開発されました。例えば、日常生活を送るために必要な作業遂行能力を測る評価法、学校生活を送るために必要な作業遂行能力を測る評価法、作業への意欲を測定する評価法、その人の生活のなかの作業の優先度とその満足度の変化を測定できる評価法などです。二〇〇〇年代に入り、社会的にも患者・利用者中心の医療や福祉が求められるなか、患者あるいは利用者の生活や生活背景を無視できなくなってきました。患者や利用者の生活を理解したり生活能力を把握することが重要視され、医療に関わる職種のいずれもが生活を支えている作業を考慮せざるをえない状況です。作業療法士が開発した作業に関する評価法は、患者・利用者中心の生活能力や生活そのものや幸福感を理解するのに有用であるため、他職種からも注目を集め始めています。

続いて、日本での作業療法の歴史をみていきましょう。日本の作業療法は、一九六〇年代に国家資格が定められ、正式に始まりました。六〇年代は、アメリカの作業療法が要素還元主義の流れに乗っていた時期であり、それをそのまま輸入したといっても過言ではありません。作業を中心に据えたアメリカの作業療法の始まりとは異なり、日本では要素還元主義的な作業療法から始まりました。このため、日本の作業療法の分野では学者も含めて、要素還元主義的作業療法の実践が自らの専門性を失わせているという危機感をいまだに意識しない傾向にあると思います。また、要素還元主義的作業療法の流れのもとで、作業療法士が理学療法士と同じような治療・介入をしていることで、本来であれば、作業を用いた治療・介入から効果を得られるはずの人が、その効果を得られない状況になっていることに気がつかない作業療法士もいるようです。ですから、治療に作業をほとんど用いない、作業ができるように直接的に介入しない作業療法士もいます。もちろん、そんな人は作業療法の専門家としての役割が担えていないことに気がついてもいません。

いまのところ、作業を用いたほうが治療的効果が高い場合があると科学的に証明されていることが一般的に知られていないので、仮に作業療法士が全く作業を用いない治療をおこなっていても、あまり社会的に問題視されない状況であるのも事実です。このため、経験豊富な作業療法士であっても理学療法士が用いる徒手療法や運動療法を得意とし、作業を用いた治療・介入技術のレベルが低く、あまり用いない作業療法士も少なからずいます。そうした病院や施設を見学した人は、作業療法と理学療法の区別がつかないという印象を持つことでしょう。

もちろん、理学療法士と同じ治療・介入技術を用いて身体の回復を促進することは可能です。ですから、理学療法士の治療・介入技術を使用すること自体が問題というより、作業療法士が、本来作業療法でおこなうべきである作業を用いた治療・介入をしないことが問題なのです。作業療法サービスを受けているのに、作業を用いた治療・介入を提供されないために、回復が遅れる、症状が進行してもできる作業であったのにできなくなってしまった人がいることが問題です。作業を用いた治療・介入が、様々な効果を生む可能性を示す研究が次々と発表されています。次世代の作業療法士には、そうした研究成果を基盤に、作業を用いた治療・介入技術を磨き、他職種では提供できないサービスを提供することが期待されています。作業療法士は理学療法士とは異なる手段を用い、異なる専門職種がそれぞれの専門性を生かして治療にあたる、チームでいい効果をあげていくという使命がこれまで以上に求められているといえるでしょう。本章の第2節以降は、作業療法の根拠となる研究知見を踏まえて、作業を用いた効果について話を進めていきます。

2 何か(作業)をするのは、手足や体が動くようになってから?

麻痺した手足や体の動きを回復するには、作業を使った練習のほうが効果的な場合が多い。

けがや病気になって手足や体が思うように動かせなくなったときに、手足や体が動くようになってから自分がしたいことをすればいい、と思っている人が多いようです。また、トレーニングマシーンを使ったり、療法士と一緒に「いっち、に、いっち、に」と号令をかけ「十回を三セット頑張りましょう」と手足の曲げ伸ばしを繰り返す単純な運動練習が、手足が早くうまく動かせるようになる効果的な「訓練」として一般的にも広く受け入れられています。こうした練習をしましょうと提案すると、誰もそれに疑問を持たず、回復には必要だからと取り組み始めることがほとんどです。

一方、何か生活に関わること(作業)をしてみましょうと作業療法士が提案すると、「何をいっているのですか」「まだ早いです」「もっと動くようになってから」と抵抗を示す人が少なくありません。また、作業療法士が、麻痺した手足の動きの治療のために作業を用いることを提案し、作業による効果があることをうまく説明できないと、人によっては、手足がこんなに動かないのに作業をしようというなんて、作業療法士は能力を的確に評価できないのではないかと疑い始め、治療に必要な信頼関係が揺らぐ場合もあります。また、「先生は、私の手足の治療をあきらめたのですね！」「私は、あきらめない」と怒りだす人もいます。作業療法士としては、「あきらめたくない」から作業を用いることを提案したのですが、作業をすることに対しては聞く耳を持たない、納得できない人も少なからずいます。こうした人は、おそらく手足が動かないと作業ができないと思い込んでいるために、作業をすることが手足を動かす練習になり、その動きを回復する治療となるとは思えないのでしょう。

しかし、このような一般の人が持つイメージとは異なり、作業が手足の機能回復のために効果的であるという研究結果が明らかにされています。特に、脳卒中や事故による頭部損傷が原因である手足の麻痺に対して、作業を用いたほうが効果的であるという知見が多く発表されています。例えば、神経科学の領域の研究で、脳の可塑の可能性、すなわち脳の損傷を受けていない部分の再組織化について、作業を用いるほうが効果的である可能性を示す結果が示されています(2)。再組織化とは、脳の損傷を受けたときに、その損傷部位が担っていた脳のはたらきを、脳の別の領域で担うようになることです。脳の再組織化は、手足の動きの回復を助けます。またそれは、脳の特定の場所で起こるのではなく、脳の複数の領域で起こることが解明されていて、しかも再組織化の過程は、必要とする動きをその人が積極的におこなおうと努力することによって促進されることがわかっています。[3] しかも、その努力は、単純な繰り返しの動作よりも、その人にとって生活で意味を持つ、少し難しいことをするほうが脳の再組織化が進みやすいとする研究結果もあるのです。言い換えると、本人にとって少し難しい作業をおこなうことで脳の再組織化が起こりやすく、手足の動きの回復に効果が高い可能性があるということです。[4]

一九六〇年前後から始まった、リハビリテーションで麻痺からの回復をはかるための治療法として、ボバースの神経発達学的アプローチと呼ばれるものがあります。[5] 日本の作業療法にも大きな影響を及ぼした治療法です。この治療法の前提の一つは、麻痺の回復には、環境的要因や個人がしようとしていることの特質などは関係なく、生まれた子どもが自由に動けるようになる成長発達の段階に沿って、正常な動きの運動パターンを経験することで、その動きを獲得できるというものでした。このため、病院などで採用された麻痺の回復に対する治療では、正常な運動パターンの経験をより多く提供するため、それに適した環境で、療法士が指導して単純な繰り返しの運動練習をおこなうことが主流になっていきました。この方法で麻痺の回復に一定の成果をあげることができたので、一般の人にも受け入れられてきたといえるでしょう。しかし、先にも述べたように、近年の神経科学的研究結果に基づくと、この方法が必ずしも最良のものではないことがわかってきたのです。

作業療法士は、作業を用いて治療・介入をおこなう専門家ですから、先にあげた神経科学的研究結果が示される前から、作業を用いた麻痺の回復治療を試みてきました。しかし、一九六〇年前後から始まった主流の治療法の前提が、環境や生活のなかでその動きをどのようにおこなうかなどは脳の再組織化とは関係がないとしていたため、作業をするのに道具や材料を整えたり、作業をするなかでその動きを引き出すように試み練習することは労力と時間がかかるだけで、動きを獲得するためには非効果的な方法だと非難されることもありました。専門性を大事にし、作業を用いた治療・介入を提供しようとしていた作業療法士は、近年までつらい時代を過ごしてきたといえます。しかし、次々に示される新たな神経科学の知見は作業を用いることの有用性を示しているので、ようやく作業療法に特有の治療・介入手段の効果を、自分の経験に基づくだけでなく、科学的根拠を持ってアピールできる時代になったといえるでしょう。

脳卒中の片麻痺（右あるいは左側の手足のどちらかに麻痺が生じている状態）の回復を目指す方法はいろいろありますが、科学的な根拠があり、近年注目されている治療方法として強制誘発運動療法（Constant Induces Movement Therapy）があげられます[6]。日本ではＣＩ療法ともいわれ、日常生活課題を用いた修正版ＣＩ療法は、従来からリハビリテーションで用いられてきたボバースの神経発達学的アプローチよりも効果的であることが示されています[7]。この方法の背景にある理論で重要なものは、学習性不使用による麻痺の回復への悪影響です。脳に損傷を受けると、まず手足は弛緩した状態（力が入らずだらんとした状態）になります。その後、特定の動きだけならできるようになりますが、思いどおりに動かないので、生活のなかで使用することが全くできない、あるいはうまくできなくなります。一方、麻痺していない側の手足は多くの場合、問題なく動くので、生活で必要なことの多くを麻痺がない側でおこなえるようになっていきます。片手だけでうまく作業できる方法を習得してしまうと、生活のなかで麻痺している側の手足を使う機会がなくなります。この状態を学習性不使用というのです。学習性不使用の状態は、運動回復への脳の再組織化の機会がなくなることを意味するので、麻痺した手足の機能回復も促されないというわけです。
初期のCI療法の効果を確認する研究で、麻痺していない側を一日のうち六時間は使用しないことを徹底し、麻痺している側の身体を使用する練習を二時間おこなった結果、CI療法をしていない人と比べて明らかに麻痺からの回復がみられたことがわかりました。[8]しかし、この研究で用いられた方法だと療法をおこなっている時間は麻痺側しか使えないために、日常で様々なことができないことによる精神的ストレスも大きくなります。また、麻痺側の使用練習が日常生活課題ではないことや、通常両手でおこなう作業でも麻痺がない側の手を使用しない方法をとっていることから、日常生活の自然な流れで麻痺した手を使う練習にはならず、回復しても期待したほど日常で使用しない問題がありました。また、脳の再組織化という意味でも十分に効果が発揮されないことが考えられました。そこで、日常生活でおこなう作業のなかで麻痺した側の手を使うプログラムを組むことで、より高い治療効果の実現に成功しました。CI療法での生活課題に、麻痺した腕や手を繰り返し使うような練習を組み込むことで、CI療法を用いないグループと比べて、三カ月たっても、あるいは九カ月後にも日常生活で麻痺側を使用する頻度が高く、明らかな回復がみられたのです。[9]
現在では、CI療法を受ける人は、スタッフとともに、自分がどの作業で麻痺した側を積極的に使用していくかを協議しながら決め、しっかり麻痺側を使って作業をおこなう方法を用いることが主流になっています。[10]そのほうがストレスも少なく、麻痺側の回復に長期的な効果があることがわかっているからです。また、日常生活で麻痺している側を使うためには、麻痺が重度であればあるほど、麻痺していても作業がおこなえる道具や材料の工夫を含む環境調整をおこなう必要があります。

これは作業療法士が得意とするもので、ＣＩ療法を用いる際にも、作業療法士の技術の高さが回復に関係してくることは間違いありません。

ＣＩ療法、つまり麻痺していない側を使わず、麻痺している側だけ使う……という方法そのものが他の治療法と比べて効果的であるかどうかは、今後も検証が必要です。しかし、作業療法がその歴史の初めから信じてきた、作業をおこなうほうが身体の回復に効果的であるという前提は、ＣＩ療法が進化していくなかで、その成果とともに正しかったことが立証されてきました。また、適切な方法で作業をおこなう方法を習得すると、日常の作業でも自然に麻痺した側を使うようになるため、退院後に特別なリハビリテーションを受けなくても、機能を回復あるいは維持できることが明らかになっています。

麻痺した手足や体の回復を早めたい、回復の可能性を広げたいのであれば、従来からの繰り返し動作練習だけでなく、患者に作業を用いた治療・介入練習を試みてもらうことが必要です。麻痺からの回復を真に願う作業療法士なら、「何か（作業）をするのは、手足や体が動くようになってから」と信じ込んでいる人にも、作業と麻痺の回復の関係をしっかりと説明し、理解してもらえるように努力すべきでしょう。

3　手足や体の動きが回復すれば、したいことが自然にできる？

自然にできるようにならないことは多い。

体の機能が回復して手足が動かせるようになれば、自然に何でもできるようになるし、できることが増えていくと思う人は多いようです。そのため、作業をおこなう前に、まずは「手足が動くようになりたい」と思うのでしょう。自然にできるようになることもありますが、複雑な作業であればあるほど、自然にできるようにはならないものです。つまり「手足や体が動くこと≠作業ができる」なのです。

身近な例で考えてみましょう。一般的に健康と考えられる八十歳の現役主婦と、料理や掃除など家のことをあまり手伝ってこなかった十八歳の男子学生で比較してみると、

①どちらが手足の力が強いでしょうか？
②どちらが体の柔軟性が高いでしょうか？
③どちらが機敏性が高いでしょうか？
④どちらのほうが物覚えがいいでしょうか？
⑤どちらがキャベツの千切りがうまいでしょうか？

⑥どちらが自宅で料理を早くうまく作れるでしょうか？
⑦どちらが自宅で食器を洗ったり片付けたりするのが早くうまいでしょうか？

おそらく、①から④は十八歳の男子学生に軍配が上がり、⑤から⑦は八十歳の現役主婦でしょう。八十歳の現役主婦のほうが力も弱いし、柔軟性や機敏性が低く、物覚えも悪いのに、なぜキャベツの千切りや料理、後片付けがうまいのでしょうか。みなさんは、「そんなの簡単！　十八歳男子学生が料理とか後片付けをあまりしてこなかったからでしょう」と答えると思います。そうなんです。そのとおりです。

八十歳の現役主婦は、その作業の技能を獲得している人です。長い間その作業を続け、技能を高め、維持しています。技能が高いと、加齢に伴って手足の動きが徐々に鈍くなっても、老眼になっても、耳が少し聞こえなくなっても、手先の感覚が鈍っても、膝や腰に少々の痛みがあって気になっても、そうした身体の機能の低下を補って、料理や後片付けがうまくできるのです。技能は、その作業をするのに必要とされる特有の能力です。それは、経験や練習によって身につくものなので す。生まれたての子どもは何もできないですが、成長するとともに力も手足の動きも、物覚えや物事の理解もよくなります。しかし、どれだけ成長して力が強くなっても、手足の動きがよくなっても、物覚えがよくても、料理や食器洗いといった複雑な作業になると、ある日突然、自然にうまくできるようになったりはしないのです。

別の例でも考えてみましょう。日本人は箸を使ってうまくご飯を食べますが、箸で食べられるよう三歳ごろから練習していきます。ほとんどの子どもは小学校に上がるころにはうまく箸で食べられるようになります。身体の能力が発達すれば、自然にある日突然できるようになるのであれば、アフリカに住んでいる子どもも、六、七歳で突然箸を渡されても、ご飯をうまく食べることができるはずですが、日本人の基準で判断すると全く食べることができないと判定されるでしょう。いわれてみれば当たり前のことですが、なぜか多くの人は忘れてしまい、手足が動くようになれば、自然に何でもできるようになっていくと思ってしまうのです。

自分がしたいことを早くうまくできるようになりたいのであれば、手足の動きや頭のはたらきが元に戻るまで待っていてはいけません。また、手足が動くようになって、それを生活のなかで維持したり回復を高めたいのであれば、手足を動かす練習とともに、その動きを生活で生かせるように技能を身につけることが不可欠です。技能が身についていなければ、作業のなかで手足の動きを最大限に利用することができず、その能力を発揮できないので、回復が促されないからです。適切な練習によって技能を身につければ、たとえ十分に手足の動きや頭のはたらきが回復しなくても、したい作業がうまくできるようになることは多いのです。長い時間や労力をかけて手足の回復練習をしたけれど、回復しなかったし、生活で何の役にも立たないという残念な結果になることはありません。同様に、手足の動きだけでなく頭のはたらきを回復したい人にとっても、治療としての技能の獲得はとても重要だといえます。

もともとできていて、技能が身についていたようなことでも、手足や頭のはたらきの回復を待っているうちに技能が低下し、その作業を再びできるようになるまで時間がかかることがあります。技能だけではありません。もともとおこなっていた作業であれば、その作業をおこなうために使っていた身体も、その作業をおこなわないことで使わなくなり、能力が落ちてしまいます（第２章第８節を参照）。作業を用いて早く技能を身につけ、できる作業を増やすことで、病気やけがで低下した心身機能の回復だけでなく、病気やけがとは関係がない心身の機能の低下を防ぐことができるのです。

作業をおこなうには、様々な技能を必要とします。多くの技能を身につけて、ようやく作業がうまくできるようになるのです。アン・G・フィッシャーは手を洗う、歯をみがく、といった多くの人が毎日簡単にやっていることでも、その作業のために動いたり、必要なものを動かすための技能が十六種類あることを明らかにしています。(11) さらに、その作業をおこない完了させていくには、道具や材料を適切に選択して扱うこと、時間的にも空間的にも効率よく作業が進むように構成していくこと、問題が生じたときにうまく対処するという技能も不可欠であり、これにも二十種類の技能が必要とされます。ちなみに、作業を扱う技術が高い作業療法士であれば、五分から十五分程度、作業をしているところを観察するだけで、その人がどういう技能に問題があってその作業がうまくできないのかを判別でき、原因を突き止め、治療・介入を効果的に進めることができます。また、一般的に健康だと考えられる人のなかにも「何か不器用な人」「どうも気が利かない人」「何をやらせても時間がかかる人」などと呼ばれる人がいます。作業を扱う高い技術を持つ作業療法士であれば、「なにか……」「どうも……」ではなく、なぜ、その人がそう呼ばれるのか、その理由となる技能の問題についても短時間で明らかにすることができます。

身体に制限がある状態で、その身体機能は改善できなくても、作業をする練習を繰り返しおこなって技能が獲得されていけば、日常生活の能力が明らかに上がるという研究成果は、日本人を対象にしたものだけでもかなりの数にのぼっています[12]。作業療法士は、作業ができるようにする専門家ですから、作業を通じて、手足や体、そして頭の動きを回復させると同時に、様々な技能を効率よく獲得できるようにし、生活のなかで必要なこと、やりたいことができるだけスムーズに進められるように治療計画を立てて実施していきます。

4　遊んでいたり楽しいことは、手足や体をよくする？

遊んだり、楽しいことをしたほうが効果が高いことも多い。

作業療法では、本人がしたいことを治療手段として使うので、多くの人は楽しいと感じます。また、趣味の活動を用いることも多いので、遊んでいる感じもするし、遊んでみえることがあるようです。楽しかったり遊んでいるような感覚だと効果がないように思われることがあり、作業療法でその人の趣味や楽しめることを用いた治療・介入を試みようとすると、「遊んでいる場合じゃない」と患者から言われることがあります。また、手足を回復させる治療であることを患者本人は理解して、作業を用いる治療・介入に同意しても、その晩に面会に来た家族から「そんなことしている場合じゃないでしょ。もっと真剣にリハビリに取り組んで!!」と言われ、翌日に「やっぱり違う方法で訓練がしたいです」と、作業を用いた治療の同意を撤回してしまうこともあります。
日本では特に、手足や体の動きの回復は「つらい訓練」をしてそれを乗り越えることによって到達できる「根性」ものだと、無意識に思われていたり、そのつらい訓練に耐えるのが美徳とさえ考えられているようです。さらに、高価な機械を使った訓練のほうが効果があると信じている人も多く、機械を用いた単純な繰り返し運動や、専門家に言われたとおりに、ある特定の動きを決められたプログラムで繰り返しおこなう「訓練」をしないと、病気や障害の回復が促されない、真剣にリハビリに取り組んでいないと思われてしまうのです。
ここで次の二つの質問に答えてみてください。

あなたは、次のどれをやりたいですか？
①楽しいこと
②つまらないこと
③つらいこと
……ほとんどの人が①の楽しいことだと思います。

あなたは、どれをしているときに時間が早く過ぎると感じると思いますか？
①楽しいこと
②つまらないこと

③つらいこと

……楽しいことはすぐに時間が過ぎるけれど、つまらないことやつらいことをしているときは、誰でも時間が長く感じますね。

とても単純な活動を用いた研究を紹介しましょう。手の損傷のためリハビリテーションを受けている百四十六人を対象として、コンピュータゲームを使って練習するグループと、コンピュータゲームは使わないが、同じ動きを単純に繰り返して練習するグループに分けたところ、明らかにコンピュータゲームを使ったグループの人のほうが自ら進んで多く長く練習していたことがわかりました[13]。この研究で示されることは、単純な動作練習よりも、目的がある、自分がしたことが成果として見える、あるいはしていて楽しい活動のほうが練習量が多いということです。この研究でコンピュータゲームを使って練習をしたグループのみんなが、コンピュータゲームが好きだった、あるいはしたかったわけではありません。ですから、自分が楽しめる作業であれば、さらに練習を多く自発的におこなうだろうことは容易に想像がつきます。

先ほどの二つの質問は、手足や体の回復のための治療にも当てはまります。手足や体が動かなくなり、仕事ができなくなったり、家族に迷惑をかけているから、リハビリテーションを頑張らなくてはと思っていても、つらくてつまらない練習を一生懸命できる人はそんなにいません。つらくてつまらない練習では、そのうちやる気が失せてしまうでしょう。病気になるとうつになることが少なくないのです。その理由の一つには、病気になることで自分が楽しみにしていたことや、楽しんでしていたことができなくなることがあげられます。これは、病気になったときだけに限られるものではありません。日常生活のなかでも、やる気がなくなったり気分が沈んでいるときに、自分にとって好きなことや楽しいことをすることで元気を取り戻し、やる気がわくことがよくあります。作業を用いた治療・介入をおこなう作業療法士は、実際の治療現場で、これと同じようなことを多く経験しています。

では、作業療法士がしばしば出合うような事例を紹介しましょう。

＊山田はな（仮名）さん（七十二歳）の例

山田さんは、病気になり、立っていることができなくなり、トイレも一人で行けなくなりました。山田さんは、人に迷惑をかけたくないので、早く一人でトイレに行けるようになりたいと願っていました。しかし、ベッドから立ってその姿勢を保持する練習では、十秒もたたないうちに「もう、だめです」とすぐに座り込んで休憩してしまい、苦しそうな顔をしながら三回程度しか練習ができない人でした。理学療法での平行棒内での歩行練習もしようとしますが、すぐに疲れてしまい、歩く練習というより立つのが精いっぱいという感じでした。練習はつらいし、回復もうまく進まないので、山田さんは気落ちし、回復への意欲も減退していきました。医療スタッフはみんな、山田さんがトイレに一人で行けるようになるには時間がかかると予想していました。

こうしたなか、作業療法士はなんとかこの状況を変えたいと思い、山田さんにとって魅力ある作業を模索していました。いろいろ話をしているうちに、山田さんは退院後、料理がまた作れるようになりたいのだが、いまとなっては夢のようなことだと思っていると作業療法士は知りました。そこで、作業療法士が、料理の一部である野菜を切る作業を、安全性を確保し、立ちながら練習してみようと提案したところ、本人は「そんなことできるのかしら」と言いながらも「先生がそう言ってくださるなら少しだけ」と言いました。試してみたところ、初日から五分くらい平気で立って野菜を切ることができました。休憩中には、「えっ、五分も立っていたなんて思わなかった」「自分を感じる」「なんだか楽しい」と述べ、自分からこれからも練習を続けたいと笑顔で話し、休憩を入れながらも、全部で十五分ほど立って野菜を切ることができました。翌日には「今日は、千切りに挑戦してみようと思うの、昨日より長く立っていないといけないと思うけど」と自ら練習でしたいことを提案し、積極的に料理の練習を二十分するようになりました。間もなく安全に立ち座りができるようになり、トイレも一人でできるようになり、歩く練習も始まりました。

山田さんは、病気になって手足が動かなくなり、「トイレさえも」人の助けが必要となり、療法士が決めた練習を試みますがうまくいかず、これまで自分の生活を形作ってきた作業ができるようになるのが「夢」のように思い始めていました。そんなときに、これまで自分がしてきた料理を、ほんの一部だけれどしてみたことで、思いのほか頑張ることができる自分を見つけ、料理にたずさわることで自分らしさを感じ、これからも何かできるかもしれないという希望がでてきたことが、山田さんの回復を促進させたと考えられます。山田さんのようにトイレが自立してできるようになることは、本人も家族も大事だと思い、優先してできるようになりたい作業としてあげられることが多いのですが、トイレができるようになっても、誰かの役に立てるわけではありません。また、トイレをすることは創造的な活動ではないので、自分らしさを表現できるものにはなりません。実はトイレに行くというような作業はあまり治療的パワーを持たないので、特に落ち込んでいる人には、別の作業を用いて治療・介入することが重要になるのです（作業の治療的パワーについては、第3章第6節を参照）。もう一つ事例を紹介します。

＊宇多田さき（仮名）さん（六十五歳）の例

宇多田さんは、病気になり、言葉の理解と発話に重度の障害が残りました。手足の麻痺の程度は軽度でした。理学療法では、麻痺の程度が軽いので、すぐにでも歩く練習が始められると考えていましたが、本人は動くのをいやがり、立つ練習どころか、寝た状態でマッサージしてもらうこと以外は拒否していました。ベッドから車いすなどに移る際には、麻痺した足や手を全く使わず、麻痺していない手で手すりに必死にしがみつきながら移乗するという状態でした。言葉が話せないし、人の話が理解できないので、医療スタッフは手足を動かせるようになるために麻痺している手足を使う練習をする必要があることや、正しい移乗の方法を伝えられず、医師を含めスタッフは困っていました。

作業療法でも、他の患者がしている活動を見ながら、気になることや、やってみたいことはないかといろいろと提案しましたが、首を振るばかりで、手足が回復するような練習をおこなうことができませんでした。この間、家族との面談がなかなかできず、二週間ほどこの状態が続きました。ようやく家族と面談ができ、宇多田さんが、体操でも何でも体を動かすことが好きな人で、特にゴルフが好きで、いつも楽しんでいたことがわかりました。家族は、あんなに体を動かすのが好きだった人なのに、手足の麻痺は軽いし、どうして全く動こうとしないのだろうと不思議に思っていました。

いつものように作業療法室に来た宇多田さんに、作業療法士が身振り手振りで体操やゴルフが好きだったのかと尋ねると、本人は大きくうなずきました。でも、体が痛いから体操はしないと身振り手振りで作業療法士に伝えてきました。ゴルフはどうかと身振り手振りで聞いてみると、「ここ（作業療法室）で？」と驚いた顔で聞き返しました。作業療法士は用意してあったゴルフのパット用クラブと練習用のゴルフボールを足元に置き、クラブを見せると宇多田さんが急に立ち上がり、ボールをクラブで打ったのです。このときの宇多田さんは、両手でしっかりとクラブを握り、両足にしっかり体重をのせた後、右足から左足への体重移動を手と体の動きに合わせておこなうことができていました。医師を含め、リハビリテーションのスタッフは、宇多田さんがこんなふうに手足や体をスムーズに動かせることを誰も知りませんでした。とてもよかったと本人に伝えると、にっこりしながら、「ゴルフをしていたから当然よ」というニュアンスの内容を身振り手振りで教えてくれました。

その後もしばらく、宇多田さんは相変わらず理学療法では痛みを軽減する麻痺側のマッサージ以外は拒否しましたが、作業療法ではゴルフを使った練習をおこない、練習後は「疲れるね」と言いながらも、作業療法士が道具を用意するだけで自ら進んで練習するようになりました。ボールがホールにうまく入ったときなどはとてもうれしそうで、入らないときには悔しがり、表情も豊かになりました。娘さんも「お母さん、何もしたがらなかったのに、やっぱりゴルフは楽しいのね」と安心したようでした。作業療法士は、ゴルフ練習の難易度を徐々に上げながら、麻痺した手足の回復練習を慎重に進めました。ゴルフの練習後に自分一人でクラブを持って二、三メートルほど歩けるようになったころ、理学療法での歩行練習をすることにも同意しました。もともと麻痺が軽かったので手足の回復は早く、そこからは急速にいろいろなことができるようになり、退院しました。

宇多田さんの場合は、言語障害の改善がかんばしくなかったので、なぜゴルフ以外は動くことや練習を拒否したのか、なぜゴルフはしようと思ったのか、本当のことはわかりません。しかし、手足が動かなくなり、これまで楽しみだったゴルフがこれからもできなくなるのではないかと思い、とてもがっかりしていたのかもしれません。また、作業療法でゴルフの練習ができるとは思っていなかったので、したいと表現しなかっただけかもしれません。しかし、宇多田さんにとって、もともと楽しみにしていたゴルフが手足の回復練習へのやる気を引き出し、手足の回復が促されたことは間違いありません。

これらの事例のように、その人が楽しめる作業の一部を用いて練習をすることは、精神的なストレスを軽減し、練習への意欲を高め、その人がすでに持っている能力をより引き出しやすくなります。楽しいことであればより長い時間練習をすることができ、一生懸命取り組めるので、予想以上に早く足の力がついたりバランスがとれるようになるのです。みんな、リハビリではある程度安定して立てるようになってから、トイレや料理の練習をするものだと思うようです。しかし本当は、単なる繰り返しの立つ練習ではなく、本人の意欲が高まる楽しいと思える作業を用いて立てるようになる練習をすると効果的な場合が多いのです。

作業療法室には、なるべくその人が楽しめる、それをする意味や価値を見いだすことができるようにいろいろなものや道具が置いてあります。しかし、場所がそれほど広くなかったり、すべての人の好みに合わせて本格的に道具がそろっていないことも多いのが現状です。作業療法士もできるだけ道具や材料をそろえようとは努力しますが、病院や施設内では限界があります。このため、模擬的にやってみたり、あるいはしたいことに近いものをすることになります。それは見ようによっては、子どもの遊びのようなことをしているように見えるし、本人も「遊んでいる」と感じて、こんな大変な状態のときに遊んでいていいのかと疑問に感じて、手足の回復の役に立たないと思い込んでしまう人もいます。しかし、山田さんや宇多田さんのように、楽しいことをすることで、手足の回復が促され、次の回復段階に進んでいけることも少なくないのです。

こういう話をすると、「じゃあ、とにかく手足が不自由になった人に楽しいことをやらせればいいんだな」と安易に考える人が多いのですが、その考えはときとしてとても危険で、かえって体に悪い影響を及ぼすこともあります。何もしなければ手足はよくならないので、何かしたほうがいいことは確かですが、病気やけがによって手足が動かしにくくなっている場合には、いまどの筋肉がどの程度筋力が低下しているのか、どの関節はどの程度動くのか、どの筋の緊張がどの程度か、感覚が低下していないかなどをきちんと評価して、それに合わせて作業を調整していかなければ、かえって動きが悪くなったり、痛みが増強されたり、関節を悪くすることも少なくないのです。作業は使いようによって、体をよくもするし悪くもするです。作業を通して身体能力を向上させるためには専門的な知識や技術が必要です。そのために作業療法士という専門家がいるわけです。

では、改めて、次の質問に答えてみてください。

次のＡからＣのうちどの作業療法が麻痺した手足の動きを回復させたり、動き続けるために効果的な方法だと思いますか？

Ａ：機械や運動を使って、あるいは療法士とともに、作業をおこなうことなく単純な手足の動きの繰り返し練習を決められた回数をしっかりおこなう。

Ｂ：自分が楽しいと思える作業をしながら手足をどう動かすことが回復を促すのかを学習し、手足を動かす練習を繰り返しおこなう。また、自宅や病室でも作業療法の時間におこなったように麻痺した手足を動かしながら自分が楽しいと思える作業をおこない、作業療法以外でも手足を動かす。

Ｃ：自分が楽しいと思える作業をしながら手足をどう動かすことが動きの回復を促すのかを学習し、作業のなかで手足を動かす練習を繰り返しおこなう。また、作業療法以外の時間にも、自宅や病室でも作業療法の時間におこなったように麻痺した手足を動かしながら自分が楽しいと思える作業をおこなったり、作業療法で学習したことを応用して、作業療法でおこなっていない作業でも、回復を促す方法で手足をなるべく動かし、生活の様々な場面で手足を動かす。

どれがよさそうですか？　機械や運動を使って、あるいは療法士とともに、作業をおこなうことなく単純な手足の動きの繰り返し練習を決められた回数をしっかり練習することは、本来、作業療法士よりも理学療法士が得意とすることです。Aのように、作業療法でも理学療法でも、麻痺した手足の回復のために、「機械や運動を使って、あるいは療法士とともに、作業をおこなうことなく単純な手足の動きの繰り返し練習を決められた回数をしっかりおこなう」ことを望む人は少なくありません。遊んでいる場合じゃない、こんな状態なのだから、何かを楽しむなんてしてはいけないという思いがあるからです。しかし、Aのように、理学療法でも作業療法でも同じことをおこなうのでは、BやCのように、作業のなかでどのように動かすことが麻痺している手足の回復を促すかを学ぶことができません。そして、学ぶことができないので、自分の生活のなかで何かをするとき、麻痺した手足を使うことができない人がほとんどです。つまり、麻痺した手足を動かすのは、リハビリテーションのときだけになってしまいます。

Aのようなリハビリテーションサービスでも、以前よりも手が高く上がるようになったり、曲げ伸ばしが早くできるようになったり、立てる、歩けるようになったりします。しかし、退院後は、入院していたときのように集中してリハビリテーションを受けることがなくなるし、生活のなかで麻痺した手足を効果的に使用することができないので、退院時よりも動きが悪くなる人も少なくありません。

麻痺した手足の回復には、手足を適切に積極的に動かす練習の積み重ねが必要です。退院後は、介護保険や医療保険制度のもとでは、入院中のように多くのリハビリテーションをおこなうことができません。自分で、積極的に動かすことが必要となりますが、麻痺した手足を日常の作業のなかでどう使えばいいか、普通の人にはわからないものです。使ったほうがいいと言われて使ってみようとしてもうまく使えないし、正しい使い方がわからないので、かえって動きが悪くなったり痛みが生じたりすることも少なくありません。

ＢやＣのように自分にとって大切だと思うことや楽しめることを通して、手足や体をどう動かせばいいかを学び、理学療法や作業療法の時間以外にも、自分で麻痺した手足を適切に動かすようにしていれば、理学療法や作業療法の時間の二倍三倍の時間、手足や体を動かす練習をすることになります。Ｃでは、Ｂより多く麻痺した手足を動かす機会があるので、入院中に麻痺した手足や体を動かして回復を促進できる時間が自然に増え、退院後も生活のなかで麻痺した手足を動かす練習をすることになるので、その機能や能力が上がる可能性が高まります。

さらに、楽しかったり遊んでいるときの感情は、脳の活性化や免疫機能にいい影響を及ぼすことがわかっています。興味があることや楽しいことは、あっという間に時間が過ぎたり、もっと「していたい」という気持ちがわくので、動きの数を数えたり、何セットしようという目標をわざわざ立てなくても、知らない間に多くの練習をすることになります。また、自分が好きなことであれば、もっと早くうまくできるようになりたいという気持ちになりやすいため、自ら工夫して熱心に取り組むことになり、やはり身体の回復や脳の機能回復に役立ちます。遊んでいるように見えても、それが身体の回復に効果的であることが多いため、作業療法では、できるかぎり本人が楽しめる作業を使用した治療をおこないたいと考えているのです。

5　何か(作業)をするのは、心や頭のはたらきが回復してから？

心や頭のはたらきを回復・発達させるために、作業をしたほうがいいことも多い。

手足や体の回復と同様に、心や頭のはたらきの回復にも作業をおこなったほうがいいという結果が出ています。心の病気といわれるもののなかには、本当に休息をとる必要があり、作業を増やしたり新しい作業を始めたりすると、病気の悪化に結び付くことがあります。こういう場合には、作業をしないように、あるいは、その人が心が休まると感じる作業だけを勧めることもあります。しかし一方で、何もしないほうがつらく、症状を悪化させることもあるのです。何かをしていると気が紛れるし、作業に集中している間だけはいやなことを忘れることができるものです。また、作業を通して新たな自分を発見し、成長を感じ、前向きになれる場合もあります。何もしないとストレスはたまらないと思うかもしれませんが、何もしないことでストレスがたまる場合も少なくないのです。

頭のはたらきについては、近年の脳卒中や頭部外傷の後遺症についての研究で、高次脳機能障害や認知機能障害が起こることが明らかにされてきました。高次脳機能障害や認知機能障害の回復には、手足や体の麻痺の改善よりも時間がかかります。また、障害が重いと、ごく簡単な作業でさえも何をどうやっていいかわからない状態になったり、判断力が落ちたり、人に対して不適切な態度をとったりするため、本人も周囲も混乱やストレスが生じやすくなります。何かしようとするとおかしなことをしてしまうため、「お願い、何もしないで」と言われて何もさせてもらえません。何も経験できないでいる状態では、この障害が改善する可能性はきわめて低いといえます。本章の第2節でも説明したとおり、脳の再組織化は、作業の経験を通して促されるものです。これは手足だけでなく、頭のはたらき、つまり高次脳機能障害の改善にも同じことがいえるのです。

精神科疾患を持つ人で症状が安定し自宅で生活している人の多くは、仕事をしたいと思っています。しかし、多くの場合、時間が守れない、ストレスに弱い、症状が十分に収まっていない、という理由から仕事をするのはまだ早いと言い続けられてきました。最近の作業療法士がおこなっている就労支援では、実際に仕事をするなかで仕事ができる能力を高める支援がおこなわれ、成果をあげています。例えば、就労支援を目的にした作業所で、時給百円にも満たないような、大人にとっては仕事といえるかどうかわからないことをしていたときには遅刻はするし、決めた仕事量を守らない、しばしば休むので、一般社会で仕事をすることはできないだろうと考えられていた人がいました。その人が一般の会社で、時給五百円の仕事を支援付きで短時間から始めたところ、遅刻せず、休まず、しなければならないことをしっかりおこなえるようになり、自ら仕事の工夫をしたり、ストレスマネージメントに積極的になるなど、より健康になったという事例が報告されています。[14]

6　作業の治療的パワーが引き出されるのはどんなとき?

その人の能力に合っていて、その人にとって魅力がある作業を、自然な環境と流れでおこなえるとき。

感動や奇跡の出来事などを扱うテレビ番組で、「奇跡の回復」として、次のような話がしばしば取り上げられます。事故や病気で重度の障害を持ち、リハビリテーションでの運動トレーニングでは回復できず、希望が持てず、どうにもならない生活を送っていた人が、あるきっかけで劇的な回復を遂げたという話です。そのきっかけとは、病気や障害になる前から何となく気になっているものや好きなことに妻あるいは夫が気がつき、道具や材料をそれとなく用意していたところ、家族が留守のときに本人がそれを手に取ってやってみるようになり、そのうちに、どんどん病気や障害が回復していき、いまはそれを仕事にしている……。これは、作業の治療的パワーが人の生活を立て直し、手足や体の動き、精神的なダメージを回復させ、新たな自分自身の居場所と自分らしさを取り戻させた例です。もし、この人が、その作業を始めることがなかったら、「奇跡の回復」を成し遂げることはなかったでしょう。

これらの「奇跡の回復」を成し遂げた人たちはみんな、しっかりと作業に結び付いていく過程を経ています。作業に結び付くことで作業の治療的パワーが引き出されるのですが、どのような条件がそろうと、人は作業としっかりと結び付いていけるのでしょうか。ここでは、ドリス・E・ピアースの考えに沿って紹介します。ピアースは以下の三つの条件を重要視しています[15]。

その人にとって「魅力あること」
その魅力あることを「自然にしたくなる状況や流れ」
その魅力あることを「するのに合った能力」

まず、その人にとって「魅力あること」とはどんなことでしょうか。いまの生活やこれからの生活で、したい、する必要がある、することが期待されていることであれば、ある程度「魅力あること」だといえます。さらに、その作業のなかでも、することで楽しい気分になれるだろう、自分にとって次の何かにつながるだろう、誰かの役に立てるだろうといった、なりたい自分に近づけると感じられる肯定的な予感がするものは、その人にとってとても「魅力あること」になります。否定的な予感しかしない、あるいは何のメリットも感じないようなことに一生懸命取り組むことは、ほとんどの人にはできません。肯定的な予感は、少々の困難を越えてやり遂げようとする推進力になります。健康だった人が病気や障害とともに生きることは、たいていの場合、困難の連続です。それに、手足や体の動きを回復させるには、一定期間の練習が必要です。困難があってもやり続けるには、その作業にそれ相当の魅力が必要なのです。その人にとってたいして魅力がない、意欲がわかない作業を用いても、治療的パワーは発揮されないのです。

次に、「自然にしたくなる状況や流れ」とは何でしょうか。作業の治療的パワーを引き出すためには、その作業をする人が、自分がするのが当たり前だとか、自分がしなければと思えたり、するのが心地いいといった状況や環境にいることが大事です。逆に、なぜ自分がそんなことをしなければいけないんだと思うような状況や環境のなかでは治療的パワーが削がれてしまいます。誰かに何かを言われて、不本意な場所や時間におこなわなくてはならないとなれば、作業を「しよう」「頑張ってしてみよう」という気持ちは出てきません。私たちも、何かを「してみようかな」と思ったときに、道具や材料がそろっていなかったり、一緒にしたい人がいないと、「してみよう」という思いが削がれますよね。いつも夜していることを、朝や昼にしなければならないというのも、なんとなくいやなものです。このようにその人を取り巻く環境や状況は、人の作業をしようとする気持ちに大きな影響を及ぼします。その人にとって、作業をするのにふさわしい空間や材料、道具、一緒におこなう人や取り囲む人、その作業がおこなわれるのにふさわしい時間などがそろっていると、自然にその作業を「してみよう」「頑張ってし続けよう」という意欲がわき、治療的パワーが増すのです。

「魅力あること」で、「自然にしたくなる状況や流れ」がそろえば、健康な人であれば自然にその作業に取り組み、いい結果や成果を生み出すことができます。しかし、病気や障害があると、「魅力あること」であっても、「自然にしたくなる状況や流れ」にあっても、作業に取りかかることがなかったり、やり始めてもいい結果を生まないことが多いのです。なぜなら、その作業を「するのに合った能力」になっていないからです。

その「魅力あること」を「するのに合った能力」とは何を指しているのでしょうか。手足や体の動きや頭のよさのことだけだと思う人が多いのですが、そうではありません。「するのに合った能力」とは、その人が、ある作業をしてみると「少し難しいけれど、やり続けられるなと感じる能力」のことを指しています。作業が簡単すぎるとすぐに飽きてしまい、一生懸命し続けることができません。逆に難しすぎると、すぐにあきらめてしまいます。その人にとって、ちょっと難しい難易度のものが、多くの場合いい成果を生み出します。

その人にとって、「魅力あること」をするのに必要な能力は、どの作業を、いつ、どこで、誰と、何を使って、どんな手順で、どのようにおこなうかによって変わってきます。ここで、作業の治療的パワーを引き出せるかどうかという作業療法士の手腕が試されることになります。作業療法士の技術が高ければ高いほど、どの作業を、いつ、どこで、誰と、何を使って、どんな手順で、どのようにおこなうかを調整し、その人にとって「魅力あること」をする際に、その人の能力を「するのに合った能力」に近づけることができるのです。そして、どの「魅力あること」から始めるか（目標とするか）、「魅力あること」を、いつ、どこで、誰と、何を使って、どんな手順で、どのようにおこなうか組み立てていきます。さらに回復度合いや変化に合わせて、常に「魅力あること」を調整し、「するのに合った能力」に近づけていくことも、作業の治療的パワーを引き出すのに不可欠な技術です。作業の治療的パワーを引き出す作業療法の主要な技術については、第4章第6節を読んでください。

注

（1）Gary Kielhofner, *Conceptual foundation of occupational therapy practice*, 4th ed. F.A. Davis, 2009.［ギャーリー・キールホフナー『作業療法実践の理論』山田孝監訳、石井良和／竹原敦／野藤弘幸／村田和香／山田孝訳、医学書院、二〇一四年］、Charles H. Christiansen and Kristine Haertl, "A contextual History of occupational Therapy," In Boty Schell BA, Gillen G and Scaffa ME eds., *Willard & Spackman's Occupational Therapy*, 12th ed, Lippincott Williams & Wilkins, 2014, pp.9-34.

（2）Joyce S. Sabari, "Activity-Based Intervention in Stroke Rehabilitation," In Glen Gillen ed., *Stroke rehabilitation: A function-based approach*, 3rd ed, Mosby, 2010.［Sabari J.S「脳卒中のリハビリテーションにおける活動に基づく介入」山根信吾訳、Glen Gillen 編著『脳卒中のリハビリテーション——生活機能に基づくアプローチ』所収、清水一／宮口英樹／松原麻子監訳、三輪書店、二〇一五年、一一三—一三二ページ］

（3）Cathrin M. Bütefisch, "Plasticity in the human cerebral cortex: lessons from the normal brain and from stroke," *Neuroscientist*, 10, 2004, pp.163-173.

（4）Theresa A. Jones, Rachel P. Allred and DeAnna L. Adkins, et al., "Remodeling the brain with behavioral experience after stroke," *Stroke*, 40, 2009, pp. S136-S138.

（5）Berta Bobath, *Adult hemiplegia: Evaluation and treatment*, 2nd ed. London, William Heinnemann Medical Books, 1978.
（6）Edward Taub, Gitendra Uswatte and Rama Pidikiti, "Constraint-induced movement therapy: A new family of techniques with broad application to physical rehabilitation- a clinical review," *Journal of Rehabilitation Research and Development*, 36, 1999, pp.237-251.
（7）Alexander W. Dromerick, Dorothy F. Edwards and Michele Hahn, "Does the application of constraint-induced movement therapy during acute rehabilitation reduce arm impairment after ischemic stroke?," *Stroke*, 31, 8, 2000, pp.2984-2988.
（8）JM Myint, GF Yuen, TK Yu, et al., "A study of constantraint-induced movement therapy in subacute storke patients in Hong Kong," *Clinical Rehabilitation*, 22, 2008, pp.112-124.
（9）Steven L. Wolf, Carolee J. Winstein and J. Philip Miller, et al., "Effect of canstantraint-induced movement therapy on upper extremity function 3 to 9 months after stroke; The EXCITE randomized clinical trial," *JAMA*,296, 2006, pp.2095-2104.
（10）田邉浩文「機能回復への挑戦「麻痺」に挑む――脳卒中上肢麻痺への積極的アプローチ：ＣＩ療法」第四十九回日本作業療法学会、二〇一五年
（11）Anne G. Fisher, *Assessment of motor and process skills 5th ed: vol.1*, Three Star press, 2003.
（12）斎藤さわ子「身体制限を伴う高齢者のＩＡＤＬ能力向上のための作業を基盤とした作業療法――毎回同じ課題を繰り返し練習した場合と毎回異なる課題で練習した場合の比較」『第四十八回日本作業療法学会抄録集』日本作業療法士協会、二〇一四年、pPEL-19-23.
（13）三瓶祐香／斎藤さわ子「身体制限を伴う成人の手段的日常生活活動の再獲得――作業療法介入遂行

練習および自主遂行練習の効果」『作業療法』第三十一巻第三号、日本作業療法士協会、二〇一二年、二四五―二五五ページ、Theodore I. King, II, "Hand strengthening with a computer for purposeful activity," *American journal of occupational therapy*,47, 1993, pp. 635-637.
(14) 港美雪「働く機会を地域の中で作る取り組み――当事者の意味ある作業への支援」『作業療法』第二十六巻第六号、日本作業療法士協会、二〇〇七年、五九五―六〇〇ページ
(15) Doris E. Pierce, *Occupation by Design: Building Therapeutic Power,* F.A.Davis, 2003.

第4章◉作業療法の評価・治療・介入手段や介入技術

作業療法では、治療・介入の前に作業療法評価をおこないます。患者あるいは利用者中心の作業療法では、その評価結果に基づいて作業ができるように、あるいは作業がし続けられるようにするために何を実施すべきか、何を練習すべきかを、作業療法サービスを受ける人と一緒に決めていきます。治療・介入する過程で評価をやり直し、その人の気持ちの変化や心身の回復に合わせて、必要があれば、治療・介入プログラムを変えていきます。作業療法の成果の有無は、その人の作業遂行能力と作業への満足度、作業への結び付きの状況によって判断されます。手足や体の動きの回復や心のはたらきなどの回復も重視して治療しますが、それは作業療法での目標にはなりません。これらは、あくまでも作業遂行能力、作業への満足度、作業への結び付き状況の向上の一過程として捉えます。つまり、手足や体の動きや心のはたらきなどが回復しても、作業遂行能力や作業への満足度、作業への結び付き状況に変化がなく、その人の生活状況が向上しなければ、作業療法の成果があったことにはならないのです。

本章では、作業療法の治療・介入の流れに沿って、作業療法の治療・介入に関する具体的な話をします。

1　なぜ病気のことではなく、プライベートな話を聞きたがる？

その人の「したいこと」や適切な「生活を取り戻す」を支援したいからです。

作業療法では、本人がしたいこと（作業）を通して、したいこと（作業）ができ、続けられるようにすることを基本的な目標としているので、まずは、その人の「したいこと」に関する情報を収集することを重要視しています。突然病気になった人に何をしたいか、またできるようになりたいかと聞くと、「何でもできるようになりたい」、あるいは「ともかく、早く元の生活に戻りたい」という答えが返ってくるのがほとんどです。その願いは当然ですし、風邪のようにすぐに治るものであれば、「そうですね、病気が治ればできますよ」と言えばいいだけです。しかし、残念ながら、作業療法士が担当する人の場合は、すぐに治らない、あるいは完治が困難な病気やけがの場合が多いので、「何がしたいのか、何から順にできるようになりたいか、なる必要があるか」を考え、それを基盤に生活でおこなうであろう作業ができるよう、しっかりと取り組まないと、いつまでも「元の生活」が取り戻せないことになってしまいます。

「元の生活」に戻りたい人にとっては、「元の生活」でしていたことが、その人の「したいこと」だと考えることができます。元の生活でしていたことが誰でも同じであれば、作業療法士が尋ねる必要はないのですが、病気になる前に生活でしていたことは人によって異なります。だから、作業療法士は、その人がしたいことを理解するために、元の生活で何をしていたかを尋ねます。また、人は自分がしてきたことで、自分を築き上げているといっても過言ではありません。何をしてきた人で、なぜそれをしてきたかを知ることは、その人が人生や生活で何を大事にしているのかを理解するのに役立ち、治療的な信頼関係を築くのにとても重要な役割を担います。ときには、なぜ病気になってしまったのか、けがをしてしまったのか、あるいは再発した原因も見えてきます。もしくは、病気は治したいが、病気をきっかけに元の生活には戻りたくない人もいます。その人が何をどのようにしていたのかを知ることによって、なぜ戻りたくないのかという理由もみえてくるのです。作業療法士は、その人の作業全般を知ることで、入院中だけでなく、退院後の再発予防や健康促進についてもできるかぎり支援する方法を考えます。

どの作業からできるようになりたいのかの優先順位や、生活のなかでどの作業が自分らしく生きられるかも、人によって違います。だから、作業療法サービスを受ける人に直接尋ねて教えてもらうのです。しかし、実は、どの作業からできるようになりたいかをすぐに答えられる人はほとんどいません。普段から自分の作業の優先順位など考えたことがない人が多いからです。それなら、尋ねることなどせずに、作業療法士がベストだと考える順番でおこなえばいいじゃないかと思われるかもしれません。しかし、人がこれまでしてきた作業は、そうする意味や理由があってしてきたのですから、作業療法士が決めた作業で練習し始めると、それが気に入らなくなることも少なくありません。気に入らなくても、日本の文化では、医療専門職に「気に入らない」と言えない人が多いので、気に入らないことを「やらされる」ことになります。「やらされる」では、作業の治療的パワー（第3章第6節を参照）を十分に引き出せなくなり、治療効率が悪くなります。本人が気に入った作業や優先順位が高い作業を用いたほうが、治療的効果が上がるのです。だから、作業療法士は最初の段階で、病気になる前の作業について詳しく知ることで、どの作業が重要で優先順位が高いのか、治療で用いたいのかをサービスを受ける本人に考えてもらえる方法をとります。そして、作業療法士に「気に入らない」と言える、治療的信頼関係を築いていくことも目指しています。

さらに、その人の回復に合わせて、難易度が低い作業から高い作業へと段階的に治療に使っていくので、その人のしてきた作業を多く知っていれば知っているほど、適切な作業を用いた段階づけが容易にできるようになります。作業療法士にとっては、作業療法サービスを受ける人の作業そのものが、治療道具・器具なのです。病気になる前に、具体的に何をしてきたか、どんな作業をしてきたかという情報をより多く収集することは、多くの治療道具を手に入れることになり、そのなかから治療によって効果的なものを適切に選ぶことができるようになります。

まとめると、作業療法の初期段階で、作業療法士が病気や症状についてではなく、その人の作業に関する話をするのは、以下のような目的があるからです。

①その人の病気の回復に適した、「作業」という治療道具をなるべく多く手に入れる。

②「したいこと」とその背景を早い段階で理解し、「したいこと」を言ってもらえる信頼関係を作

る。

③作業療法が終了した際には、その人がしたい作業、元の生活を取り戻すあるいは生活を再構築するために重要な作業をより多くできるようにし、その人の生活のなかで実際に、そして適切にそれらの作業がおこなわれるようになるための計画を立てる。

2　「したいこと」がわからない人には治療や支援はしないの？

したいことを見つける支援も作業療法士の役割です。

実は世の中には、自分でしたいこと、する必要があること、することが期待されていることが、わからなくなっている人も少なくありません。そして、自分がやるべきことを誰か、例えば専門家に決めてほしいと思うこともあります。このように自分で自分のことがわからなくなってしまい、自分で決められない状況は、その人にとってよくない状況だといえます。したいことがあるのにできない状況よりも悪い状況なのです。このようなときこそ、作業療法士が必要です。

特に、大きな病気やけがをして後遺症が残る場合に、自分で何がしたいか、何をすることが大切なのかがわからなくなりやすいものです。たとえ思いついても、どうせできないことだと口に出さないことも多いのです。また、病院や施設では、専門家が言うとおりに従わなければいい医療やサービスが受けられないと思っているため、自分にとって最良のことを専門家が決めてくれると思っている人も多く、自分がしたいことを考えることさえ思いつかない場合も少なくありません。だから、作業療法士が「病院の生活でもっと自分でできるようになりたいことがありますか?」「退院後できるようになりたいことはありますか? したいことはありますか?」と尋ねると、びっくりされることもあります。そして、作業療法士に尋ねられてはじめて、病気になってからの自分が何をしたいのかを考え始める人も多いのです。作業療法サービスを受ける人が作業に関して自分の考えを言うことができる、自分の感情や意見、思いを表現できるようにはたらきかけていくことも、作業療法士の重要な役割の一つです。

病院は、専門職が手術をして、薬を処方して、体を触ってくれて、病気を治してくれるところだと一般の人は思っています。そのため、治療に関しては「先生がいいと思うもので」とか、「先生のおっしゃるとおりでいいです」と丸投げすることがほとんどです。自分が治療プログラムを専門家と一緒に決めていくという考え方がないので、治療に関して受け身で、いろいろなことを自分で考えようとしません。また、何が何だかわからない状態だったり、自分でしたいことがわからない間は、「したいことは何ですか?」と何度聞いても答えられずに、かえってその人を混乱させたり、信頼関係を失うことにもなりかねません。

したいことを聞き出すためには技術が必要です。本当にしたいことがあっても、聞き出す技術が未熟だと、したいことがないという面接結果に終わります。そこで聞き出す技術がまだ未熟な学生の失敗例を紹介しましょう。

＊作業療法学生の阿見かすみ（仮名）さんの例

阿見さんは、大学で作業療法評価の勉強を終えた後、実際に患者と話をして評価することを学ぶ評価実習をしていました。阿見さんの実習指導者である作業療法士は、自分の担当でとても温和な男性患者に、実習学生にいろいろな評価をしてもらい、一緒に治療プログラムを立てる経験をさせてもらうよう依頼し、男性患者も快く引き受けてくれました。評価順序として、阿見さんはまず最初に「したいこと」とその優先順位を尋ねたいと指導者に述べ、指導者も了解しました。指導者は作業療法を始める前に面接評価をおこない、この男性がしたいことを話してもらい、男性と一緒にしたいことができるよう作業療法プログラムを立て、すでに治療を開始していました。男性は比較的スムーズにしたいことを話してくれていたので、改めて学生が面接をして、男性からしたいことを聞き出すのはそんなに難しくはないと思っていました。ところが、二度ほどこの男性の病室を尋ねて話を聞いているはずなのに、阿見さんからは、男性の「したいこと」が何であったかの報告がありません。指導者は、男性が「したいこと」は理解できたかどうかを阿見さんに聞いてみると、「いいえ、聞いてはみたのですが……したいことはないようで……今日、別の聞き方で聞いてみるつもりです」という答えでした。

阿見さんが男性の病室に行き、作業療法室に戻ってきて少したったころ、病棟の看護師から指導者に連絡がありました。男性が実習生と話をした後、とても怒って「責任者を出せ」と言ってきたとのことでした。何があったか看護師が聞いても、男性は実習の責任者を出せといって何も話をしてくれないとのことです。指導者は、阿見さんに、何があったのかを尋ねてみると、男性患者にしたいことを尋ねたら、「前にしていたことは何でもできるようになりたいが、無理だと何度も言っているだろう。同じことを何度言わせるんだ！」と怒られて、「もう話はしたくない、もう帰りなさい」と言われたとのことでした。

指導者は、男性に会いにいきました、すると指導者に会うとすぐに、男性は、「先生、学生がかわいそうだよ、私が答えられないことを申し訳なさそうに何度も聞いてくるんですよ。本当は本人も私に質問したくないだろうに、誰かが無理やりさせているんだと思うんですよ。先生、かわいそうだから、何とかできませんかねえ。誰に言ったらいいんだろう」と言いました。指導者は、学生の勉強のために自分が指導していたことで、今回の失礼に関しては自分に責任があると謝りました。すると男性は「先生が？　どういうこと？」と驚きました。指導者は、作業療法を開始するときに、自分と男性が作業療法では何に取り組むか話し合ったことを覚えているかと尋ねました。すると男性は、「覚えているよ、あの話し合いはよかったね。最初に何をするかを一緒に決められて。自分ができるようになりたいことが、少しずつ増えてきているし」と言いました。指導者は、その話し合いをするために、学生の阿見さんは、したいことを尋ねていたことを話すと、男性は「ええ、そうだったの？　そんなふうにはぜんぜん思えなくて。もう、答えられないようなことを何度も聞いてきて、何だろうと思っていたけれど、ああ、そういう話をしたかったんだね。ようやくわかったよ」と納得されました。そして、「今度、学生さんが来たときには、そういう話がしたいってことで、話をしてあげるよ」と言いました。次の日、阿見さんは、男性の配慮のおかげで、退院後の生活のために、男性が入院中にできるようになりたいと思っていることを話してもらうことができ、「したいことをあきらめている人」という理解ではなく、「退院までの間にできるようになりたいこと（したいこと）がたくさんある人」という理解に変わりました。

実は、この指導者は若かりしころの私です。阿見さんは面接の練習を大学でもしてきているし、他の患者に対して、したいことや作業療法で取り組みたいことについての面接評価を私が実際にしている場にも阿見さんを同席させていたので、こんなトラブルが起こるとは思っていませんでした。幸いにも男性患者とは信頼関係が築けていたようで、相手が寛容に対応してくれたため、阿見さんにとっても私にとっても、この失敗はあまり大きな痛手にはなりませんでした。しかし、実際に患者に迷惑をかけてしまったことは間違いありません。また、したいことを理解し、ともに優先順位を決めていく面接は、良好な治療関係を結んでいくのに重要な役割を持っているので、学生の面接技術のレベルをより正確に判断し、そのレベルに合わせた指導をすべきだったと反省することになりました。面接技術の未熟さが、ときに患者の現状とは正反対の評価を下してしまう結果になりうることも痛感しました。さらに、自分の面接技術についても改めて磨く必要性を感じたのです。過去に、自分が担当した患者で「したいことが見つけられない人」と評価していた人も、実は自分の面接技術が未熟なために、勝手なレッテルを貼ってしまっていたのかもしれないと――。

たとえ高度な面接技術を持っていても、本当にしたいことが考えられない状態にある人から「したいこと」を聞き出すのは困難です。したいことが考えられない人の場合には、作業療法士は、無理に問いただすようなことはしません。まずは、「もしこんなことができるようになったら患者さんの生活が豊かになるだろうなあ」と思える活動や患者さん好みの活動をあれこれ考えてみて、当面はそこから治療・介入を始めます。病気やけがで障害がある体になっても、何かをすることを経験するなかで、少しずつ自分でしたいことやその優先順位が決められるようにはたらきかけます。初めは何がしたいのかわからなくても、自分がしてきたことを考えたり、何かをしてみると、それが自分にとってしたいことかしたくないことか、続けていけるものであるかに気がつくものです。面接技術や介入技術に精通した作業療法士が関わると、その人の生活にとって適切な「したいこと」を、その人自身が早く見つけられるようになります。

作業療法で、自分の生活でしたいこと、する必要があること、することが期待されていることは何かを、患者自身が決めていけるように支援するのは、それによって治療的効果が高められるだけではなく、自分で決めることができなければ、本当の意味でその人が自分の生活を取り戻し、自分らしく生きることが難しいからです。他の人に決められたことをできるようになっても、自分の生活のなかで自らそれをしようとは思わないでしょう。また、他の人に決められたことをし続けていると、あるいは他の人に決められたことしかできないと、自尊心や自己有能感、自己統制感といった幸せに関係する重要な感覚をうまく身につけることができません。そして自分で何も決められなくなってしまいます。人に決めてもらいたい、決めてもらったほうがいいと思う人が日本人には多いようです。それでも、人に決めてもらおうと自分で決断したのであれば、決めてもらったことが良くても悪くても自分で決めたこととして受け入れられるでしょう。しかし、人に決めてもらうことを自分で決断したという認識さえない人は、人に決めてもらったことがうまくいかないと、決めた人のせいにして恨みが残り、気持ちよく生活を送ることができないものです。

作業療法士は、できるだけ多くの人に気持ちよい生活を送ってもらえるよう、「したいこと」を自分で決めていけるようにしたいのです。早い段階から「作業」の話をし、「作業」が早くできるように支援するのもそのためです。作業療法士は、したいことが見えない、自分のことが自分で決められない大変な状況にある人に寄り添い、その人の生活の再構築を助ける大きな役割を担っています。

3　実現不可能だと思われることでも支援するの？

周囲が実現不可能だと思うようなことでも、その人が「したいこと」を重要視して支援します。

突然、病気やけがになってしまうと、最初は自分の体や置かれている環境が変わってしまったことに気がつかないものです。あるいは元に戻ると思って自身の能力を過大評価したり、周りから見るとおかしなことを言っていることも少なくありません。また、家族など周囲の人も、病気やけがの状態がわからないので、その人の能力を過小評価してしまうことも多いのです。

本人は自分の能力をきちんと把握していて、したい作業が実際にできる可能性が高いのに、家族や周囲、例えば職場の上司などが過小評価し、できないだろうと判断している場合には、作業療法士はその人がその作業をしているところや、それに似た作業をしているところを家族や周囲に実際に見てもらう機会を提供します。また、作業療法での検査結果を提示して、その作業ができる可能性を説明し、家族や周囲にその人の能力を理解してもらいます。

本人が自身の能力を過大評価していて、本当に実現不可能か、実際にその作業をおこなうとその人だけでなく周囲に非常に危険なことが起こりうると予測される場合でも、作業療法士は、その人のしたいという思いをその人と一緒に大事にしていきます。その人にとって、その作業をすることが自分自身を形作るような大事なものであったり、するのが当たり前だと思っている作業の場合、周囲から「できない」と言われることが納得できないのです。特に、病気やけがをしてから一度もその作業をしていなければ、「できない」と言われてもイメージがつかないことがあるのです。やってみてはじめて、自分がムリなことを言っている、あるいは自分が思っている形でできないことがわかってきます。作業療法では、したいことが思っているようにできるかどうか、本人がわかるようにするために、実際にその作業をするという試みを支援します。それが危険すぎる場合には、作業の一部を作業療法士と一緒に安全を確保しながらおこなってみる経験を提供します。そうすることで、その人はより適切に自分の能力を把握することができます。それがしたいなら自分が何をすべきかがより具体的に見えてくるし、それを実現するにはどんな支援を受けるべきかを検討することも含め、自身の生活で何がしたいかという次のステップに進むことができるのです。

一方で、誰が考えても実現不可能だと思うことの一部をしてみることで、はじめて実現不可能だと認識し、精神的なショックを受ける人も少なくありません。がっかりして、いろいろなことに努力することがいやになり、何もしなくなる人もいます。希望を持ち、生活の見通しがつけられる人は、そうでない人と比べて幸福感が高く、長生きであることが研究でも証明されています[1]。周囲から見れば実現不可能であっても、本人にとっては、退院すればできる、いずれできるようになると思えることが希望となり、それに向かって何かをおこなう意欲につながっている場合があるのです。実現不可能な作業にかわる新しい作業が見つけられる前に、無理やりやってみて、できないという現実に直面させ、希望や見通しを奪うことは、その人の幸福や健康を損ねることになります。実現不可能であると思うことの一部をやってみることで現実を把握して、新しい目標を立てられるようにするには、様々な条件を整えながら慎重におこなっていくべきです。そのために作業療法士という専門家がいるといっても過言ではありません。

いますぐにしたいことの一部を実践してできない事実に直面し、精神的なダメージを受けるかもしれない場合には、作業療法士は、その人がなぜ、その作業をしたいのかという理由を十分に理解しようとします。そのうえで、したい理由が満たされる別の作業を獲得できるように支援してから、再度、もともと「したい」と言っていた作業を続けたいかを尋ねます。すると、引き続き「したい」という場合もあるし、「もういい」という場合もあります。「したい」場合には、実際にしたいことを安全を確保しておこなったり、一部をおこなってみて、それでもしてみたいと望む場合には、時間はかかるかもしれないけれど、作業をいくつかに分けて、一つ一つ実現するための計画を立てて実施するようにします。ほとんどの場合、したかった作業が別の作業で代替できていれば、もともとしたかった作業がうまくできなくても、何もしたくなくなるほど落ち込むことはありません。別の作業ができるようになったことで、別の希望や生活の見通しがつき始めることが多いからです。

さらに、この人はこれをするのは無理だと周囲が思うようなことでも、実際にはできることが多いし、それをできるようにしてしまう人がいます。例えば、手足がほとんど動かない人が身近にいたとして、トイレに行くことも洋服の着替えも食事も自分ではままならないその人が「スキューバダイビングをしたい」と言ったら、あなたはどう思いますか？　手足がほとんど動かないのに、「無理でしょ」と思うのではないでしょうか。「そんな夢みたいなこと言って……」とあきれてしまう人もいるでしょう。ところが、それが夢ではないのです。誰かと一緒に楽しむという形で、手足がかなり不自由でもこれを実現している人は結構いるのです。両方の脚の膝から下を事故でなくした人が、一人でスキーやロッククライミングを楽しんだりしています。車いすでしか動けなくなった人のなかには、社交ダンスを楽しんでいる人もいます。片手しか使えなくなった人が、すてきな刺繡の作品を作ったり、右利きなのに右半身が不自由になっても、一家の主婦として朝昼晩の食事や子どものお弁当を作り、掃除、買い物すべてを担っている人もいます。手足が全く動かないし声も出ないけれど、大学の教員として仕事を続けている人もいます。

私は、すでに作業療法士になっていましたが、麻痺が体全体にあるのにわずかに動かせるところだけを使ってスキューバダイビングを楽しんでいる人がいると知ったときにはとても驚きました。義手と義足をつけている人が、ロッククライミングをしているのを知ったときも驚きました。そしてこれらの人々の笑顔がとてもすてきだったことが印象に残りました。一方で、驚いたことについて、私自身が、そういう人はスキューバダイビングやロッククライミングなどできるはずがないと、当然のように思っていたのだと反省しました。実際に、これらの作業を実現させている人を知る前に、私が担当することになった人が、同じような障害があり「したい」と希望していたにもかかわらず「したい」を支援するべき作業療法士である私は「実現不可能」と決めつけ、その人の希望を軽んじていたかもしれないと思ったのです。実現困難な「したい」に固執するのではなく、別の「したい」ことを増やす役割も作業療法士は担っているので、必ずしも本人が「したい」と言ったことだけに取り組むわけではありません。しかし、「できるはずがない」と私が思ってしまったのは、専門職としてとても残念なことなのです。いつもこの反省を忘れないように、自分の先入観で人が作業をおこなうことが絶対不可能だと決めつけず、一緒にできる方法を模索しようと心に留めています。

作業ができるかどうかは、その人の手足や体の動き、頭のはたらき加減だけで決まるのではありません。どんな材料や道具でおこなうのか、どこで、誰と、いつおこなうのか、介助が必要な場合はその介助をしてくれる人の介助能力、その作業を過去におこなった経験の有無と遂行するのに必要な技能の獲得レベル、どのような手順でおこなうのか、本人の意志の強さなど、多くの要素が絡み合って決まります。手足や体が思うように動かなくても、別の要素がしっかり整っていれば、したいことができたりします。作業の構成要素はとても複雑で支援するのは難しいのですが、支援には様々な方法があるので、支援される側もする側も、「できるはずがない」と簡単にあきらめるべきではないのです。ちなみに、スキューバダイビングは、水のなかのほうが手足が動かしにくいと思う人が多いでしょうが、手足が動かしにくい人のなかには、重力によって動きが制限されている場合もあり、このような人にとっては海のなかのほうが体も動きも楽なのです。これは、環境が人の能力に大きな影響を及ぼしている例だといえます。

4　治療・介入の前におこなう特有の検査・評価とは

その人の作業そのものについてと作業を用いての検査・評価をおこないます。

作業療法士は医療職なので、病気に関する知識を持ち、症状として出る心身の機能について評価する技術を持っています。例えば、筋力や動かせる関節の角度、筋肉の緊張や麻痺の度合い、耐久性、立つ、座る、歩くときのバランスがとれているかどうか、記憶や物の認識や理解、感覚などを評価することができます。しかし、筋力を測定したり、動かせる関節の角度など手足や体を動かすことに関する評価は、医師や理学療法士もおこないますし、記憶や物を認識する機能に関しては、医師や言語聴覚士、臨床心理士なども評価技術を持っています。ですから、これらの評価をおこなうことで、他職種と異なる作業療法士の専門性を発揮することは特にありません。作業療法士は、これらの評価結果と病気の典型的な経過を擦り合わせて、これからこの人がどの程度、作業がおこなえるようになるか予測することについては、他の職種よりも得意だといえるでしょう。

作業療法士が、作業を用いて治療し、作業ができるように介入するためには、まず問題を分析するための様々な情報を収集する必要があります。それは、治療・介入前の評価から始まり、治療・介入をおこなっている間も必要に応じて常に新たな情報を収集していきます。どんな情報を収集する必要があるか、ここではフィッシャーの十の作業に関わる側面を紹介しましょう(2)。その十の側面とは、環境、制度、課題、社会(交)、文化、役割、時間、心身機能、動機、適応です(表を参照)。これらすべての側面が、ある人の作業を理解し、作業の専門家として協働しながら作業療法での到達目標を何にするかを決める、治療・介入プログラムを立案する、うまくできない作業の原因を考えるのに必要とされています。

側面	主となる概念
環境	作業を一緒におこなう人の有無(誰が一緒におこなうかも含む)、作業に使用する材料や道具、作業を遂行する空間や場所
制度	作業に関わる法律、政策、受けられるサービス
課題	作業療法サービスを受ける人の作業、作業の特徴(例、複雑さ、工程数、必要な時間)
社会(交)	作業に関わる人間関係の範囲とその質
文化	文化的信仰、価値、慣習の、遂行する作業への影響(例、作業選択、遂行方法、使用する道具や材料、おこなう場所など)

役割	重視している役割、役割に関係している作業における論理的・時間的・社会（交）的遂行状況（適切さ）、期待される役割行動とクライアントの実際の行動の一致度
時間	一日、一週間などのスケジュール、現在のライフステージ、過去にしていたこと、現在していること、将来したいこととその関係
心身機能	作業遂行に関わる、①処方箋やカルテから得られる心身機能障害の有無や障害の程度、②面接時の観察から得られる心身機能障害の有無と障害レベル、①と②を統合して考えられる心身機能障害の回復の可能性
動機	価値・興味・目標と作業との関係、将来の作業遂行でのクライアントの作業の優先順位・希望・気になること（問題点）、その作業をおこなう内的動因
適応	問題解決のための環境調整を自らおこなおうとする行動の有無とその程度、従来と異なる方法に対する柔軟さや受け入れの態度

作業療法の専門性を際立たせる作業療法特有の検査あるいは評価方法には、①作業に焦点をあてた評価、②作業を基盤にした評価、の二種類があるとされています。

まず①の、作業に焦点をあてた評価とは、その人の作業そのものを理解しようとするもので、ほとんどの場合、本人との面接でおこなう評価です。本人が話ができない状況では、家族や周囲の人から情報を得ます。評価は、以下の質問に対する回答から得ます。

・その人の作業（したい、する必要がある、することが期待されているとその人が思っていること）は何か。
・どの作業に問題があるか、ないか。
・どの作業を優先的に解決したいか。
・どの作業をすることが大切あるいは重要か。
・どの作業から何を得ているか。
・どの作業にどんな意味を持っているか。
・どんなことを習慣的におこなってきたか。

これらの評価は、作業療法士にとってはいまや保健・医療・福祉のどの分野でも強調される、あるいは当たり前になった、患者中心や利用者中心、利用者本意の実践をおこなうのに不可欠な評価です。この評価をおこなわなければ、作業療法での目標をその人と一緒に立てることができないし、どの作業を用いることが治療・介入的に最も効果が高いかがわからないからです。人がおこなう作業は様々で、一人ひとり違います。問題に感じる作業も、優先的に解決したいことも違います。なぜ問題なのか、解決したい問題の優先順位がどのように決められたのかも人によって様々です。これらの情報なくして、作業療法の目標を作業療法士が勝手に立てても、その人が納得がいく、生活に有用だと思える作業療法目標を立てることはできません。治療道具である「作業」も、本人がさほど重要だと思っていないし、するのに問題があるとも思っていない、その作業をおこなうことで生活が楽になったり楽しめたりするわけでもない……という作業だと、その作業に熱心に取り組むことはできないので、あまり治療効果を得られない可能性があることは容易に想像がつくでしょう。作業への思いや考えは時間の経過とともに簡単に変わってしまうものです。実は、これらの評価をしたすぐ後に、したいことが変わったり、優先順位が変わったりすることもあります。だから「聞いてもしかたがないんじゃないか」という人もいるのですが、作業療法士は、その人の気持ちの変化も大事にしていきます。あまり意識していないかもしれませんが、変化が起こるのはなんらかの理由があるからです。そして、その理由を理解することは、その人やその人が置かれている状況の理解をより深めることにつながります。

作業療法特有のもう一つの評価である、②の作業を基盤とした評価とは、作業を実際にしてもらい、作業遂行能力や遂行上の問題とその原因を把握する評価方法です。作業の遂行能力や遂行上問題が生じるかどうかは、その人の身体状況だけではなく、様々な要因で決まることは前節ですでに述べました。そのため作業療法では、特に、その作業をおこなうのにふさわしい環境（どこでおこなうか、誰かと一緒におこなうか）や時間帯にできるだけ配慮し、実際の生活で使われる道具や材料を使って作業を遂行しているところでの評価をおこなうようにします。なぜなら、その作業が遂行されている自然な状況で評価がおこなわれることで、その人が生活のなかでその作業をおこなうときの能力をより正確に予測できるようになるからです。

作業を基盤とした評価がなぜ重要であるのかについて、例をいくつかあげて説明しましょう。人がある作業をおこなうとき、手足や体をすべて使うわけではありません。また、同じ作業をしていても、人によって手足や体の使い方が異なるので、作業をおこなうのに必要な動きの範囲や動かすのに必要な筋力も違ってきます。だから、ともかく手足が動くようになれば、頭のはたらきがよくなればそのうち作業ができるようになるだろうと、まんべんなく動きの練習をしてみたり、その作業では使わない手足や体の動きの練習をしているのでは、その作業をうまくおこなうために必要な手足や体の動きの回復は期待できません。その人ができるようになりたい作業に必要な動きを優先的に練習するほうが、できる作業が早く増えて活動的になるので、心身ともにいい結果が生まれます。たとえ、筋力や関節の可動範囲、背丈が同じ人が同じ場所・道具・材料を使って同じ作業をおこなっても、その人の作業をおこなう意味やこれまでおこなってきた経験などで作業をするときの動きのパターンは変わります。その人のその作業をおこなう動きのパターンを把握することが、効果的な治療・介入につながります。これが、可能なかぎり作業の遂行観察・評価をおこなうべきであるといわれる理由の一つです。

手足や体の動き、頭のはたらきが低下している人でも、ほとんどの場合、作業のすべてができないということはありません。しかも、同じ動きであっても、いつその動きが必要であるかによって問題が生じたり生じなかったりします。例えば、落ちたものを拾おうとして肘を伸ばすのと、上の棚のコップを取ろうとして肘を伸ばすのでは、「肘を伸ばす」という動きは同じであっても、上の棚のコップを取り出すときにはうまく肘が伸ばせないということが起こったりします。肘の曲げ伸ばしができるからといって、どんなものを取る際にもうまくできるとはかぎらないのです。また、こうしたことは動きだけではありません。同じ行為でも問題が生じたり生じなかったりします。例えば、卵を取り出した後は冷蔵庫のドアをきちんと閉めることができていたのに、バターを取り出した後は、冷蔵庫のドアを開けっ放しになるということが起きたりします。「冷蔵庫のドアを閉める」という行為は同じなのですが、問題が生じたり生じなかったりするのです。

これは、病気から引き起こされる症状や障害の程度から判断できるものではありません。実際に人が作業しているところを観察してみてはじめて問題がわかり、同時に、その原因もはっきりわかることが多いのです。例えば、ⓐバターを取り出すときに、トースターからパンがトーストされたことを知らせる音が鳴り、バターを持ってそのままトースターに向かって歩いていったため、結局、冷蔵庫のドアを閉めないまま作業を進めた、という場合もあるでしょうし、ⓑバターを取り出して冷蔵庫のドアを閉めようとしたが、閉める力が弱すぎて、冷蔵庫のドアは十センチ程度開いたままになった。そして開いたままになったことに気がつかずに作業を進めた、という場合もあるでしょう。

ⓐでは、トースターの音がきっかけになっています。ⓑでは、ドアを閉める力加減が弱かったことがきっかけになりました。ⓐとⓑでは原因が異なるので、当然、今後冷蔵庫を開けっ放しで作業を進めることがないようにするための対策となり、治療・介入のしかたは異なります。作業の問題をより正確に把握し、効率よく原因を突き止めるためには、作業療法サービスを受ける人が実際に作業を「やってみる」、作業療法士は作業を「見てみる」ことが不可欠なのです。

ここで、作業療法サービスを受ける人の立場から、作業療法士が作業療法特有の評価である、作業に焦点をあてた評価と作業を用いた評価を、なぜ重要視しなければならないかを実感できる事例を紹介しましょう。

＊孝田祐介（仮名）さん（十九歳）の例

孝田さんは、中学のときに事故に遭い手足が不自由になりました。動かそうとすると手が震えます。退院後は、中学、高校と特別支援学校に通っていて、両親が共働きで、リハビリテーションがある病院は自宅から遠いこともあって、医師の診察やリハビリテーションを受けるのは年に数回程度でした。そのため、医師の診察では症状の変化について、リハビリテーションでは身体機能の評価が主におこなわれていたそうです。

高校を卒業してすぐに就職しなかったし、近くにリハビリテーションがある病院ができたため、リハビリテーションに集中して通ってみたらとアドバイスしてくれる知人もいましたが、通う気はなかったとのことでした。なぜかというと、リハビリテーションに行くと体を動かされ、その後、専門家から聞かされるのは前回と比べて身体機能に変化があったかなかったか、健康な人とどの部分がどのくらい違うかといった話ばかりで、うんざりしていたからだそうです。自分が、健康な人とは異なる体になってしまったこと、それが急によくなることはないことは十分に自覚しているのに、行くたびにそれを思い知らされるような話ばかりで、気分が落ち込むことはあっても、自分にとっていいことなど一つもないと思っていたそうです。孝田さん自身は、年齢が上がるごとにいろいろなことにチャレンジしてみたいと思うようになり、少しずつではあるけれど、できることは増えてきたという実感がわいていたとのことでした。どんなことが自分にはできるのかという話をしたくてリハビリテーションの専門職に話を振ってみたこともあったが、結局、身体機能の障害の話になるだけだったので、通っても意味がないと考えていたそうです。

ある日、アルバイトを探していた孝田さんは、作業療法士向けの講習会で、障害を持っている人で講習会を手伝ってくれるアルバイトを募集していることを知りました。作業療法士といってもリハビリテーション専門職だから、どうせ、自分の体の動きや機能の状態を見せたりするのだろうと思いましたが、高校を卒業して何でもやってみようと思っていたところなので、何をするのかあまり確認もしないで応募しました。

当日、アルバイトのために講習会に出かけ、「何をしたらいいですか？　手の動きを見せるんだったら半袖になったほうがいいですか？」と聞くと、その講習会の講師をしている作業療法士から、「お手伝いいただくのに、まず、普段の生活で何をしているのか教えていただけますか？」と聞かれて驚いたそうです。最近、一人暮らしをしたいと思い、親は危ないからしなくてもいいと言うけれど、親がいないときに勝手にいろいろしてみることがあると話しました。すると、作業療法士が「そのなかで、もっとうまくできるようになりたいものはありますか？」と聞いてきたので、「カップ麺を作ったり、トーストにマーガリンを塗ったりするのに、あまり汚さないでできるようにならないといけないなと思っている」ことを話すと、「それを今日、講習会に参加しているみなさんの前で作っていただけますか？」と頼まれたのです。その講習会は、人が作業をしているところを観察し、問題となる行為を分析する練習をすることがテーマでした。

孝田さんは、カップ麺などを参加者の前で作った後に、どの体の動きが悪いからこれらのことがうまくできないんだとかの話をするのかと思っていたそうです。しかし、予想外にも、その講習会では、孝田さんがこれらがもっとうまくできるようになるために、手足の動きの回復に限らず、どんな治療・介入が作業療法士は提案できるかという話をしていました。さらには、これらのことがこのくらいうまくできるということは、日常生活でよくおこなわれる別の活動で、少し練習すればできる可能性が高い活動や、練習しなくてもおそらくできる活動の話をしていて、そのことにもとても驚いたとのことでした。

孝田さんは、この講習会での自分の役割が終わった後に、まず、「自分が何をしている人で、何ができるか、何がもっとうまくできるようになりたいかを聞かれ、とてもうれしかった」と語りました。「自分自身を見てくれる、興味を持ってくれている感じがとてもした」と言います。医療職に限らず、多くの人が「体の駄目なところに注目し、健康な人とどう違うかを見ていて、病気や体しか見ていない感じがする」そうです。そして、実際に、カップ麺を作ったり、トーストと飲み物を用意して、「こんな自分でも結構できることをみんなに知ってもらえてうれしかった」と言っていました。残念なことに、作業療法士でも、自分のように身体に障害があると、こんなことができると知らない人が多いから、いままでいろいろなことができるような支援をしてもらえなかったと思ったようです。また、「実際にしているところを見てもらって、自分がうまくいかないと感じているところに、どうすればもっとうまくできるかの具体的なアドバイスをしてもらえたので、納得できた。こういうのをしてもらいたかったんだよね」

「自宅ではない環境でも、結構うまくできたことで自信がついた。いまの自分の能力で簡単にできること、難しいけれど可能性がありそうなことについての情報をもらえたので、一人暮らしに向けて、これまでどおりこれからいろいろと挑戦していくつもり。家族が反対しているから内緒でしてきたこともあるけれど、自分がいろいろなことをするのが無理でないことを家族に説得できる材料をもらえてよかった」とも語りました。実は、孝田さんは、相談できる相手がおらず、「自分で勝手にいろいろと挑戦してきたけれど、どれから挑戦すべきかとか迷ったり、実際に初めはうまくいかないことも多いので不安に感じることも少なくなかった」とのことでした。「得るものがないからリハビリテーションには通う気がなかったけれど、自分でやってみてうまくいかないことがあったら、うまくいかない個所を見てもらって相談に乗ってもらうのも悪くないのかもしれないと考えが少し変わった」とも話していました。

孝田さんは、自分が受ける作業療法サービスではなく、たまたまアルバイトで、作業療法特有の作業を用いた評価の一部を体験することになりました。孝田さん自身は、この講習会に参加するまでは、作業療法や理学療法の区別はあまりわかっていなかったので、「リハビリテーションでは」という表現をしていました。実際、作業療法をどの程度受けていたのか、孝田さんの話からはよくわかりません。しかし、孝田さんの記憶では、リハビリテーションで、自分がしたいことや自分がしていること、しようとしていることを、おこなったことはなかったという話なので、作業療法特有の評価がおこなわれたことはなかったようです。

作業療法士が作業療法特有の作業に焦点をあて、作業を基盤とした評価をして、治療・介入をおこなっていれば、孝田さんのように「健康な人とどの部分がどのくらい違うかといった話ばかりで、もううんざり」という感想を持つ人はいません。むしろ、初めて評価を受けるときには、どうして病気になった自分に「したいこと」や「いままでしていたこと」（＝作業に焦点をあてた評価）を聞くのか、「こんなに体が動かないのに作業をしてみろというのか」（＝作業を基盤とした評価）と疑問に思う人も少なからずいます。だから、作業療法特有の評価をするのは意味がないとして、これらの評価をおろそかにしてしまう作業療法士もいます。しかし、孝田さんの例から、作業療法特有の評価がなされないことで、リハビリテーションの専門職は病気や身体にしか興味がないというイメージが固定化される可能性があることがわかります。そのイメージが固定化されると、本来受けられるはずの作業療法サービスを求めず、サービスを受けないために、これからの生活を構築していくうえで、自分には何ができるようになるのかを一人で試行錯誤しなければなりません。また、自立したいと希望しても、家族から反対されたり、自らも不安や迷いが生じてしまうことになります。

作業に焦点をあてて評価することで、作業療法士が、病気や身体の回復だけでなく、その人がしたいことを通してこれから築き上げていく生活を重要視していることを、相手も理解しやすくなります。孝田さんも、作業に焦点をあてた質問をされて、作業療法士が孝田さんの生活でやりたいと思っていることに興味を持っていることを知りました。作業を基盤にした評価をおこなうことは、実際に作業をやってみることになるので、どのくらいうまくできるかだけでなく、その評価を受けた人は、意識的にも無意識的にも次のようないろいろなことを考えるきっかけをつかんだり、身につけられるようになっていきます。

・自身の作業の意味と価値を考える。
・いま自分がこの作業をおこなうべきか、今後もおこないたいかを現実的に吟味できる。
・作業に対する適切な有能感を身につけることができる。
・前記を踏まえ、自身で生活（再）構築計画を立て始める。

健康な人は、毎日の生活のなかで作業をおこなうことで、実は無意識ではあっても前記のことをしています。病気になって間もないときや障害が残ると、自分が生活していくうえで必要だと思っている作業のうち、どの作業がおこなえるのか、おこなえる可能性があるか、どの程度おこなえるのかが、わからなくなります。孝田さんは、毎日の生活のなかでいろいろとチャレンジを始めていて、それらを通してどの作業をおこなうことで生活していこうか、どの作業ができれば新たな生活が構築できるか（一人暮らしができるか）をすでに考えていました。しかし、講習会という自宅とは異なる場所で、いつもしていることをしてみてうまくできた経験から、一人暮らしへの自信が増しました。さらに、実際に自分がしたことを基盤に、他のことがどの程度できるかという情報を得たことで、家族を説得するという新しい作業の見通しも立て始めたのです。

実際にやってみたことで、孝田さんは、自分の能力をさらに知ることができました。作業を基盤とした評価は、作業療法士が治療・介入に必要な情報や成果を示すための能力測定をおこなうだけではなく、作業療法サービスを受ける人に、自分がしたい作業を安全に遂行する経験を提供します。自分一人ではできないことでも、作業療法士と一緒におこない、介助が必要な場面では必要最低限の介助を提供するので、いま自分がどの程度できるのか、どこがうまくできないのかがはっきりわかります。作業をする経験がない状態では、自分の生活のイメージをつかむことはできません。作業療法では、その人らしい生活を早く取り戻してもらいたいので、初めから作業をする経験を提供し、同時に治療・介入をおこなうための評価として情報を得ていくのです。

5　用いる治療・介入にはどんなものがあるの？

作業療法士が用いる治療・介入は多種多様です。狭義の作業療法は、作業を用いた治療と、人の能力に変化がなくても作業が直接できるようにする介入で成り立っています。

作業療法士がおこなう治療・介入は本当に様々で、その人の「したい」を支援するためにいろいろな手段を使います。しかし、作業療法を「作業」療法たらしめている治療・介入は、作業を用いた治療と、たとえその人の能力が変化したとしても希望する作業ができるようにする、つまり人を作業に結び付ける介入の二つを指します。アン・G・フィッシャーは、作業療法士が用いる治療・

介入を、①準備、②反復エクササイズ、③模擬作業、④回復作業、⑤習得作業、⑥代償作業、の六つに分けています[3]。広義には、これらすべてを作業療法で用いる治療・介入の手段とし、狭義では、①準備、②反復エクササイズ、③模擬作業を前作業療法あるいは準備的作業療法と呼び、④回復作業、⑤習得作業、⑥代償作業を作業療法とする考え方もあります。これを具体的に説明します。

①準備は、作業療法士が一方的におこなうもので、サービスを受ける人は、基本的に何もしません。例としては、手の変形を防ぐために装具を作り装着する、作業がおこないやすいように筋の緊張を柔らげる、将来的に作業をおこなうときの妨げにならないように、あるいは作業がおこないやすいように手足の位置や姿勢を整える、落ち着いて作業ができるようにリラクゼーションをおこなうことなどを指します。主に、将来的に身体に問題が生じないように、あるいは作業をする前に、よりうまくできるよう準備をする目的でおこなわれます。

②反復エクササイズは、サービスを受ける人が繰り返しある特定の動きをおこなうものです。具体例として、立ち上がり、肘の曲げ伸ばし、ボールを投げて受ける、物を右から左に移すといった練習をすることを指します。主に心身の機能発達や回復を目的におこなわれます。

③模擬作業は、サービスを受ける人の作業に見立てた活動を、サービスを受ける人がおこなうものです。見立てる内容はその人に応じたものになるので幅広く、具体的には、次のようなものがあります。洗った食器を片付ける役割がある人に対して、机の上に台を置いて、プラスチックのカップを、机の上から台の上に、食器の後片付けのときにグラスを棚にしまうつもりで置く練習をする。ゴルフが趣味の人に対して、病院の庭をゴルフ場に見立てて、穴の代わりに印を付けて、ゴルフク

ラブでゴルフボールを打つ。飲食店で接客をする必要がある人に対して、作業療法室で作業療法士を客に見立ててコーヒーを出す。これを用いる目的は幅広く、心身の発達や維持・回復、その作業をおこなうのに必要な技能習得・維持などがあげられます。

④回復作業は、サービスを受ける人が自然な環境で作業をおこなうものです。例としては、料理を作る、床の掃除をおこなう、卓球をする。あるいは、新聞をめくりながら読む。コンピュータで必要な書類を作る。オセロゲームをする。スマートフォンで「LINE」を使って友達にメッセージを送る。好きな音楽を選んで聞く。このように、その人の作業のなかから回復や発達促進に効果的だと考えられる特質を持つ作業を選び、段階づけをしたり、さらにそれを組み合わせたりして治療をおこないます。これを用いる目的は、病気やけがによって低下した心身の機能回復・発達促進です。あくまでも心身の機能の治療に焦点をあてているので、治療に使用している作業が一人でできる、あるいは、もっとうまくできるようになることには、必ずしも主眼を置きません。

⑤習得作業は、サービスを受ける人が作業を自然な環境でおこなうものです。例としては、料理を作る、床の掃除をおこなう、卓球をする。あるいは、新聞をめくりながら新聞を読む。コンピュータ上で必要な書類を作る。オセロゲームをする。スマホで「LINE」を使って友達にメッセージを送る。好きな音楽を選んで聞く。このように、回復作業と同じようにその人の作業を自然な環境で、段階づけながら治療をおこなうのですが、目的はその作業を用いて練習することで、その作業をうまく遂行するのに必要な技能習得・発達を促すためにおこなっていきます。そして、その用いた作業がうまくできるようにしていきます。

⑥代償作業は、その人の作業をおこなう際の問題をその人自身の心身機能や技能を高めることなしに、他の方法で作業をできるようにするものです。例としては、使っている材料や道具を変えたり、家具や物の場所を変えたり、手順を変えて作業をおこなう、介助している人に別の介助方法を指導しその作業をおこなう、教師に教室の座席を隣のクラスメートが座っている席に変えてもらう、教師が口頭でしている説明を文字や視覚的にわかるようなものに工夫してもらう、職場の配置換えを交渉し仕事内容を変えてもらう、といったことを指します。

これら作業療法士が用いている治療・介入手段は、一つだけを選んでおこなうこともありますが、多くの場合、いくつかを組み合わせて実施されます。例えば、作業を用いた治療をおこなう際に、自助具（身体の障害によって困難になった日常生活の動きを補い、自分でおこなえるようにするための道具）を用いないと作業がおこなえない場合、作業療法士は自助具を作成し提供してから（⑥代償作業）、回復のための治療（④回復作業）をおこなうので、④と⑥を並行して実施することもあります。作業を用いておこなう前に、高すぎる筋の緊張を軽減する手技を施した（①準備）後、実際の作業を用いて麻痺の回復のための治療（④回復作業）をおこなうこともあります。また、その作業をおこなう際に、例えば、うまく体を位置づけたり力加減を調整するような技能を習得した後で麻痺の回復の治療をおこなうほうが効果的だと判断する場合もあります。このときには、麻痺の回復のための練習だけでなく、麻痺の回復練習をおこなう際に必要な技能を獲得するための練習（⑤習得作業）を同時にあるいは回復練習の前に実施することもあります。

実は、心身の機能の回復のために作業をおこなっても、作業をおこないながら練習するので、自然にその作業をおこなうのに必要な技能が同時に身につくことになります。作業を使わない心身の機能練習も、心身の機能を回復させますが、作業をおこなう技能は身につかないものです。作業をうまく使用できる作業療法士であれば、心身機能の回復と技能の習得の一石二鳥を狙うことができます。

作業療法士が狭義の作業療法である、④回復作業、⑤習得作業、⑥代償作業の治療・介入をおこなう比率が、①準備や②反復エクササイズの治療・介入をおこなう比率よりも高い場合、サービスを受ける人は、他職種と混同することは少ないでしょう。一方、①や②の範囲でだけ作業療法をしていると、身体障害の領域では、理学療法士と同じ治療・介入をおこなうことになるので、たとえ作業療法士が作業療法の治療・介入目標を作業の再習得や新規獲得としていても、サービスを受ける側にとって理学療法との違いはわからなくなります。

ところで、作業療法士は、④回復作業、⑤習得作業、⑥代償作業の治療・介入をおこなうのが理想的ではあるのですが、作業を治療に用いる高い技術を持つ作業療法士であっても、③模擬作業の治療方法もしばしば用います。病院や保健・福祉施設などで働く作業療法士には、保険適用や病院や施設の決まりという規制があり、その作業がおこなわれる自然な空間に出かけることができなかったり、必要な道具が手に入らないことがあるからです。③の治療法は、④や⑤の治療法を用いることができない場合の、作業療法士の苦肉の策ともいえます。③では人がしたい作業に近づけようとしますし、必要な技能獲得も意識して治療計画を立てるので、④⑤ほど治療的パワーは期待できないものの（作業の治療的パワーに関しては第３章第６節を参照）、①②だけの治療法よりも、③の治療法を用いたほうが、作業療法の役割を担うことができ、したい作業に早く結び付く可能性は高いのです。

評価と同様に、作業療法士が①準備や②反復エクササイズのように他職種と同じ治療・介入しか用いないことは、サービスを受ける人にとっては、本来作業療法で受けるべき効果を得ることができないということです。例えば、作業を用いることがない治療・介入をおこなうことは、作業の技能を習得する（⑤習得作業）練習ができないので、その作業をおこなう基礎となる心身機能を持ち合わせていても、作業ができないという事態になることがあります。作業ができないまま、医療職から「十分な心身機能が回復したので、家でいろいろなことをしてくださいね」と言われても、実際、退院後に家でやってみるととても危ないと感じたり、できなかったりします。医療職がその人ならできるだろうと判断したことを、実際には自宅で全くしない人も少なくないのです。

もし、自分が作業療法を受けることになり、担当の作業療法士が、④回復作業、⑤習得作業、⑥代償作業の治療・介入をしないようであれば、あるいは初めて作業療法を受けてみることになったら、ぜひ、作業療法特有の治療・介入の④から⑥のいずれかを希望してみてください。④から⑥を用いる作業療法士に出会えれば、病気からの回復だけでなく、同時に、退院後にしたいことや考えていたことがスムーズにおこなえる可能性が高まります。

6　人が「したいこと」を実現するために使っている技術とは

主要な技術には大きく分けて、適応、代弁、コーチ、協働、相談、調整、デザイン・作成、教育、結び付け、特殊化があります。

エリザベス・A・タウンゼントらは、作業療法士が、人が「したいこと」つまり作業を可能にするときに使用するものには前記の十の技術があるとしています[4]。作業を可能にするこれらの技術を専門的に身につけていなくても、家族や友人の協力で作業ができるようになることは少なくありません。しかし、作業療法士はこれらの技術を持っていることで、より実現が困難だと思われる作業についても実現できるように進めていきます。また、これらの技術は作業療法士の中核となる能力の一部であるとしています。それぞれの作業療法の技術についてもう少し詳しく説明をします。

①適応

作業ができないのは、その人がその作業をするのに必要な様々な条件が不足していたり、状況にうまく応えることができないために不適合が起こっているからだと考えることができます。〝適応〟は、その人が「したいこと」に関わる様々な分析をおこない、その作業にうまく応えることができない問題の原因を明らかにし、その問題に取り組み、様々な角度から解決する、つまり人を作業に適応できるようにする技術を指しています。適応させることには、その人を変えたり、作業のやり方を変えたり、取り囲む環境を変えたりすることも含みます。

②代弁

ある人が作業をしようとするときに、周囲の人々や作業に関わる人々、社会制度などから、作業に対して様々な懸念を示されたり、制限を加えられたりすることがあります。〝代弁〟はその人に代わって、作業できることを示したり、意見を述べたり説明したり、重要な意思決定者にはたらきかけをしたり、別の選択肢を提示したりして、作業ができないでいる状況を打開しようとする技術のことです。

③コーチ

作業ができるようになりたくても、その人自身がその作業にしっかり取り組めない、あるいは効果が見込めない取り組み方をしている場合があります。〝コーチ〟は、作業がうまくできるようになりたい人の話を聞き、その作業ができるための練習プログラムを提案し、練習に寄り添い、しっかりと結び付いていけるように支援を続けていくパートナーシップを築く技術のことです。その人の強みを基盤として、適切に強みを称賛し、指導し、助言し、その人自身が自分の長所や自分が使える様々なサービスや人材に気づき、優先順位を考え、新たな挑戦を試みられるようにする技術のことでもあります。

④協働

患者中心、利用者中心、クライアント中心といった実践をする際に不可欠な技術です。〝協働〟

は、共通の目標に向かって、クライアントはその人自身の専門家として、作業療法士は作業の専門家として、対等な立場にあることを認識し、互いに尊敬し、相手が述べていることを真剣に受け止め、信頼関係を継続でき、そして創造的な交流をおこない、互いの能力と才能を用いて一緒に取り組む技術のことです。

⑤相談

ある人が作業をしようとしてうまくいかないときに、作業療法士はどうしたらいいかという相談に乗り、作業療法士自身もその人の作業がうまくいくように、その人やその作業に関わりがある人たちに相談に乗ってもらい打開策を見つけていきます。相談に乗ることも、乗ってもらうことにも技術が必要です。〝相談〟は、作業ができるようにするために、作業療法士が他の人に自分の考えを述べて意見交換をおこない、新しい気づきとなる情報を得たり、方向性を吟味するために新たな視点を得たり、提案したり、してもらったり、助言したりする技術のことです。

⑥調整

ある人が作業をしようとするとき、それに様々な人が関わる場合、あるいは、その作業をできるようにするために多くの人が手伝ってくれる場合に、たとえよかれと思ってしたことでも、バラバラに人が動いてしまうと予定と違う方向へ進んでいくことがあります。それぞれの思惑があって手伝ってくれる場合もあるからです。〝調整〟は、作業療法士が、その人を中心に、その人が思い描いている作業がうまくできるように、その作業の全体を見渡し、周囲の人と意見の違いが出ないように文書を作成したり、計画したり、課題を整理したり、必要な情報を収集して多様な意見を調整してまとめ、つなげる技術のことです。

⑦デザイン・作成

この技術は歴史的にも重要な技術として作業療法のなかで位置づけられています。作業療法士は、作業ができるようにするために、その人がその作業をできない原因を取り除くことを目的として、その人専用の道具や機器を考案し、作成していきます。また、その人に合わせてすでにあるものや機器に再加工を施したりもします。その人が作業しやすいように環境を整えたり、グループに合わせた健康を促進する生活プログラムを考案し、実施するなかで再考案したりします。〝デザイン・作成〟は、作業ができるように様々なことを考案し、作成・実施する技術のことを指しています。

⑧教育

どんな作業でも、誰からも何も教えてもらえないのでは、うまく進めることができません。生まれたときから、人は親や周囲に、していることを見せてもらったり、教えてもらいながら、様々な作業のやり方を獲得していきます。作業療法士は、その人のできるようになりたい作業の分析をし、その人の特徴と状況に合わせて情報の提供の仕方や見本の見せ方、説明の仕方、段階づけ、選択肢の選定と提供のタイミング、練習回数などを決めていきます。これらの〝教育〟の技術は、その人だけではなく、その作業に関わる周囲の人や作業療法士の後輩育成にも使われる重要な技術とされています。

⑨結び付け

作業療法の目標は、その人の人生にとって大切な作業ができるようになり、作業にしっかりと結び付くことです。つまり、作業療法士がいるところで作業ができるだけでなく、その人がしたい、する必要があると思うときに生活のなかでおこなえるようになることを目指します。たとえ、その人が自分一人でできなくても、その作業をしていることに意味を持ち、それを通して自分がそこにいる価値や自分の成長、楽しみを感じられるといった形で作業に結び付くことを目標にしています。そのために、作業療法士は様々な方法を用います。例えば、その人と他の人との信頼関係を構築する支援をしたり、その人が好ましいと思う方法でできるように工夫したり、その作業にふさわしい環境や状況を整えたり、その作業をおこなうことで家族やグループでの役割を担えるように調整や提案をしたりします。これらをうまくおこなえることは〝結び付け〟の技術の高さを示します。

⑩特殊化

〝特殊化〟は作業をできるようにするために、できない原因の一つ、または一部に焦点をあて、その原因を取り除くための特殊な技法を用いる技術のことです。例えば、硬い筋肉をやわらげる手技や、ある特定の関節の痛みを取り除く手技、手足の麻痺を回復させる手技、ある特定の認識を強化することで頭のはたらきの回復を促進する技法、リラクゼーションテクニックなどがこれにあたります。

どうですか？　作業を支援するにはこれらの技術が必要で、これらの技術レベルが高いほど、優秀な作業療法士といえます。これらの技術は、作業療法を実践するうえで、どれがいちばん重要だと決められるものではありません。その人の「したいこと」が何であるかによって、使ったり使わなかったりするものもあります。また、したいを実現するときには、同時にいくつもの技術が使われることが一般的です。

これらの技術のなかで〝協働〟と〝結び付け〟の技術は、どんな作業の支援であっても使われる技術です。その人がしたいことを支援しているつもりでも、作業療法士が〝協働〟する技術を持っていないと、その人が思い描いているような作業ができる支援にはなりません。仮に作業ができるようになったとしても、こんなふうにしかできないなら、できなくてもよかったということになりかねないのです。また、その際に〝結び付け〟の技術が足りないと、「こんなふうにしかできないなら、できなくてもいい」という気持ちに気づくことができずに、何の工夫や変更も施さないことになります。つまり、これらの技術が不足していると、結局その人は、したかった作業ができるようにはなったけれど、「したくない」「しない」作業という結果になり、サービスを受ける人も作業療法士もお互い徒労に終わることになります。

病院などでは、〝特殊化〟の技術が高いほうがいいと思われがちです。作業療法士自身も、特定の手技などの〝特殊化〟の技術が高い人が能力がある作業療法士だと勘違いしている場合が少なくないのが現状です。そういう作業療法士は、ある特定の手技、例えば、手や体を使って筋の異常な緊張を正常化させて動きを引き出すとか、人の話を聞き出して精神状態を分析し、問題の原因を突き止めて精神状態を安定化させるといった技術が高いことが、作業療法士として質が高いサービスを提供すると考えてしまっているのです。また一般の人も、例えば一回の施術で上がらなかった手が肩の高さまで上げられるようになったりすると、その手技に魅力を感じます。確かに、手が上がるようになったことは魅力的であることは間違いありません。しかし、その作業療法士がその手技しかおこなわないとしたら、その手技、つまり〝特殊化〟のなかでもある特定の技術は高くなっていくでしょうが、「したい」作業を実現するための他の技術は磨かれないままです。だから、その作業療法士は、人の「したい」を実現するという本来の作業療法の目標を達成するのに効果的な治療・介入技術を身につけていない可能性が高いので、何かができるようになりたい人や元の生活を取り戻したい人にとって、いい作業療法士とはいえないのです。特殊化の技術が高いのはすてきなことですが、実際には、〝特殊化〟の技術を使わなくても、他の技術が高ければ、人の「したいこと」を実現することが可能なのです。作業療法士は、特定の技術に偏ることなく、サービスを受ける人自身が望む形で作業ができるよう、様々な技術をしっかりと身につける必要があります。

すでに何度も説明しましたが、手足や体が動けば何でも自然にできるようになるというのは幻想です。確かに、手足や体が前よりも動くようになれば、より多くのことができる可能性は増えますが、自然にできるようにはなりません。リハビリテーションで作業が可能になるような療法を受けた人は、退院後も生活機能が向上し生活範囲を拡大していくことができましたが、手足や体の動きなど、身体の機能に特化した療法しか受けなかった人は、退院後の生活機能に変化がなかったことを示している研究もあります[5]。

作業療法士は身体の動きや心や頭のはたらきが回復するだけでは作業ができるようにならないことを、十分にわかっている専門職です。たとえ多くの人が「動かせるようになれば自然に何でもできる」「精神に問題を生じさせた原因を取り除けば、自然に何でもできる」と信じ込んでいても、作業療法士には、一人ひとりに研究の知見などをきちんと説明し、実際には信じていることが間違いだと理解してもらう役割を担っています。ある特定の手技だけに傾倒するのではなく、身体や精神の回復に合わせて作業にしっかりと結び付く治療・介入をおこない、より多くの「したいこと」が生活でおこなえるようにしていく責務が作業療法士にはあるのです。つまり、人の「したいこと」を実現させるには、人に理解してもらえるようにする〝教育〟や〝代弁〟の技術、そして、回復した動きや心の状態に合わせてしっかりと「したいこと」につなげ、その人がしっかりとしたいことを続けられるようにする〝結び付き〟の技術が重要だといえます。

人が自宅ではなく社会で何かを「したい」場合や多くの人を巻き込む場合には、すべての技術レベルが高くないと、その人の「したいこと」は実現できないでしょう。このことについて、十八歳の高校生の例で考えてみましょう。

＊山田紗季さん（十八歳）の例

紗季さんは、病気で障害が重度（力が弱く、人工呼吸器も必要で、自分で移動するには電動の車いすを必要とする）な状態であるため、中学校、高校ともに通学することができず、自宅で教育を受けてきた高校生です。紗季さんは、実は大学で英語の勉強をしたいという思いがありました。しかし、中学も高校も先生に来てもらって自宅で授業を受けていたので、自分が大学で勉強したくても、親も反対するだろうし、夢のまた夢だと思い込んでいました。

新しく担当になった作業療法士は、高校生の紗季さんが「したい」を紗季さんと一緒に取り組むことが可能だと伝えました。紗季さんは、「可能性があるならやってみる」と言い、「したい」の実現化に向けて動き始めました。まず、作業療法士は、大学で講義を受けるには何ができる必要があるかを本人とともに考え、できる必要があることのどれが現在できていて、できていないかを評価しました。紗季さんや両親から、これまでなぜ中学校と高校に通えなかったのかについて情報を収集しました。また、通学するのにどんな交通手段が使えそうで、どんなサービスがあるかを調べました。さらに、どこの大学に行くのがよさそうか、どんな英語の授業を受けたいかなどを紗季さんと一緒に検討しながら情報を収集していきました。

大学に通えるかもしれないという見通しが立ったときに、英語を学ぶために大学に通いたいと紗季さん自身が両親に伝えることにしました。両親から反対される可能性が高く心配だと紗季さんが言うので、作業療法士は紗季さんと一緒に、紗季さんが両親にこの思いをどう伝えるかを決めていきました。紗季さんの両親は、「そんなことは無理だし、英語を学びたいなら、英語学校の先生に来てもらってこれまでどおり自宅で勉強したらいい。高校を卒業しても来てもらえばいい」と反対しました。しかし、紗季さんは「あきらめたくない」と意志を曲げなかったので、作業療法士は両親に、紗季さんの「したいこと」に取り組む意義などを、医療専門職の立場から身体への影響を含めて説明し理解を求めました。両親からは「安全であまり体に負担がかからないようなら……」という条件で、取り組んでみるという了解を得ました。

自宅に比較的近くて、医療福祉系の大学が英語の授業の聴講生を受け入れていることがわかりました。そこで、作業療法士と紗季さんは、その大学に通うことを想定して、自宅から大学までどのように通学するか、大学に着いてから講義室まではどうやって移動するかを調べました。電動車いすでも乗れるタクシーサービスがあることがわかり、しかも親の付き添いなしに通学できることがわかりました。それまでは、母親に付き添ってもらって授業を受けることも視野に入れていましたが、紗季さんは、親の付き添いなく通学し講義を受けられるようになる方向で取り組みたいと述べ、作業療法士はその方向での検討を一緒に進めることにしました。

英語の授業で使われている講義室の場所を調べてみると、電動車いすでは行けない場所にあることがわかりました。そこで作業療法士は、英語の授業を担当している教員と面談し、紗季さんが大学の授業を聴講生として受けたいという希望があることを伝え、まずは、聴講生として受け入れてもらえるかどうか、受け入れてもらえる場合、講義室の場所を電動車いすでも行ける場所に変えてもらえるかどうかの相談に乗ってもらうことにしました。英語の教員は、「大学が入学を許可すれば受け入れるし、受け入れることになれば、当然、講義室の場所も変更になるだろう」と言いながらも、病気については全くわからないので、受け入れには「不安がある」とも述べました。そこで、作業療法士は授業中にどんな問題が起こりえるかについて説明し、その対策についていくつか提案しました。教師は「実際にやってみないとわからないけれど」と言いながらも、「それなら大丈夫じゃないか」と賛成してくれて、受け入れについて審議されるときに意見を聞かれたら、大丈夫だろうと助言してくれることになりました。さらに、作業療法士は、もし講義を受けられるようになったら、学生は講義で何をすることを期待されるかの情報収集をおこない、紗季さんがどのようにそれがおこなえるかの検討を開始することにしました。

作業療法士と紗季さんは、願書を出すまでに、紗季さんの身体の状況と身体に何か問題が生じたり、人工呼吸器や電動車いすに問題が生じたときの対応方法（紗季さん自身ができること、紗季さんが自分で対処できない場合の対策）についてきちんとまとめて文書化し、それを願書と一緒に提出することで、入学が許可されやすいように準備しました。また、主治医からの意見書をもらう際も、大学の状況や通学方法、紗季さん自身の思いを伝え、理解を得てから、書いてもらうことにしました。

入学許可が大学からおりました。紗季さんが講義を受けるにあたり、「ノートをとる」ことや「試験を受ける」ことができるようになる必要がありました。紗季さんの力は弱く、しっかりとペンを握り続けることができないし、一人でノートや教科書をカバンから取り出し、読みやすくて書き込みやすい場所に置くことも、ノートを開くことも困難です。そこで作業療法士は、紗季さんが楽にペンを持ち続けることができ、一人でそれを着脱できる道具を考案して作成しました。紗季さんは、その道具を一人で着けてはずす練習をおこない、字を早く書ける、長い時間書けるように練習をしました。ノートや教科書をカバンから取り出す工夫や練習もしましたが、うまくできないときは紗季さんがクラスメートに出してもらうように頼むことで解決することにしました。呼吸器や電動車いすについても、紗季さんはこれまで人任せでしたが、自分で不具合が起こったときにどうすればいいかも理解し、人に説明することができるように準備しました。

紗季さんと作業療法士は、大学の講義が始まる前に、実際にタクシーサービスを使って通学の練習をおこない、大学構内を移動し、講義室で電動車いすで講義を受けやすい場所を確認しました。講義初日は母親が付き添いましたが、その後は紗季さん一人で大学に通うことができるようになりました。もともと明るい性格だった紗季さんは、クラスメートとも仲良くなり、講義が終わった後も、興味があるタレントやおしゃれの話をしてから自宅に戻ってくるようになりました。

紗季さんは、大学での講義を受けるようになり、慣れてくると、講義中に英語でクラスメートと話をしたり、友達と話す機会が増えたことで声を大きく出せるようになり、家族以外の人に自分ができないことをうまく依頼できるようにもなりました。字を書くことも徐々にうまくなり、手に力がついていきました。また、長い時間外出することには自信がなく億劫だったのに、タクシーサービスを使って、しばしば買い物にも出かけるようになりました。中学のころから徐々に活動性が低下していた紗季さんでしたが、持ち前の活動力がよみがえりました。疲れないでうまくやっていくために、自分で意識的に体調をコントロールするようになりました。

紗季さんの病気は進行性の病気で、徐々にいろいろなことができなくなることが予測されていたので、これまでは何かしたいことがあってもあきらめてしまっていました。作業療法士とともに一緒に考え取り組むことで、紗季さんは、あきらめなくても工夫をすることでできるようになること、人にうまく手伝ってもらうことでしたいことができるようになること、自身の身体の能力もうまく使えば向上する部分があることがわかりました。あきらめることで自分の能力を使わずにいるより、したいことで自分の能力を使っていこうと、将来についても積極的に「もう少し英語が上達したら、海外旅行に挑戦してみたい」と考えるようになったのです。（この事例は、作業科学セミナーという学術集会で大塚美幸らによって学術発表された事例をヒントに作成しました。[6]）

紗季さんの強い意志と作業療法士の支援から、「したいこと」の実現化が始まりました。「したいこと」を実現するために、この作業療法士がその過程で〝特殊化〟以外の多くの技術を用いているのがわかったでしょうか（以下、作業療法士が使った可能化の技術を〝　〟で示します）。この実現化のために、家族をはじめ大学の教員や医師、タクシーサービス提供者など周囲に〝相談〟に乗ってもらい、必要があれば交渉し、そして協力の〝調整〟をおこなっていきました。したいを実現し続けるために、紗季さんはクラスメートの協力も得ることにしました。交渉をするのに、紗季さんと作業療法士はともにアイデアを出し合い、どの方法で進めていくかを〝協働〟して決め、紗季さんができる場合には紗季さんが、紗季さんだけでは効果的ではないと考えられるときには、必要に応じて紗季さんの代わりに作業療法士が〝代弁〟し交渉をおこなっています。この交渉をおこなう際には、紗季さんの病気のことや身体の状況、緊急時の対応方法に関することを理解してもらうことが不可欠なので、作業療法士は紗季さんの「したい」に関わる周囲の人にこれらを学んでもらう〝教育〟の機会を作り提供する必要がありました。周囲の人に紗季さんが協力してもらえるように、紗季さん自身も自分がしてもらいたいことだけを要求するのではなく、周囲の人が協力してくれる条件は何かを理解しながら、何ができるかを考え、周囲の人と協働して取り組んでいける〝教育〟支援も必要でした。また、作業療法士は、講義中に紗季さんがおこなわなくてはならない、ノートをとったり試験を受けることなどのために、紗季さん用の道具を〝デザイン〟し〝作成〟しました。紗季さんの手の能力に合わせて作ることも重要でしたが、おしゃれを気にする紗季さんが使ってもいいと思えるようなデザインのものを作成する必要があったので、紗季さんと〝協働〟してアイデアを出し合って作っていきました。紗季さんは、周囲の人との交渉がうまくいかないときや思うようにうまく字が書けないときには落ち込むこともありましたが、作業療法士が〝相談〟に乗り、打開案を提供し、見通しを説明し、情報を提供しながら、励まし、「したい」の実現化を続けるかどうかを一緒に考え、そして、紗季さん自身が考えて困難に打ち勝てるように寄り添っていきます（〝コーチ〟）。そして、「大学で英語の勉強をしたい」という作業に紗季さんがしっかりと結び付くために何が必要か常に考え、紗季さんが一人で大学で授業を受けられるように〝結び付け〟ました。

養成校を卒業したばかりの作業療法士は、これらの「したい」を支援する技術の多くが未熟なので、紗季さんの例のようにうまくいくとはかぎらないでしょう。作業療法士自身も先輩作業療法士や周囲の援助を受けながら技術を身につけていくものです。これらの技術は、作業療法士であるかぎり研鑽し続けなければなりません。また、働く場所によって、優先的に身につけるべき技術は異なるかもしれません。しかし、いずれにしても作業療法士が、人の「したい」を支援する役割をしっかりと担えば、たとえけがや病気によってしたいことができなくなった人に対しても、単に病気やけがから生じる症状の改善だけに注目していればいい、症状を改善する治療手技だけ身につければいいということにはならないのです。作業療法士は、症状が回復しても作業が自然にできるようにならないこと、多くの人が完全に回復するのに時間がかかること、完全に回復しない人がいること、進行性の病気で、時がたつにつれて症状が重くなる人がいること、を専門家として忘れてはいけないのです。作業療法士を目指す人は、「したい」を支援するには多くの技術を必要とすることを念頭に、この職業を選んでください。病院では〝特殊化〟以外の技術は過小評価される傾向にありますが、紗季さんの例のように、作業を可能にする支援には〝特殊化〟以外の技術のほうが重要な場合が多いのです。

7　そばにいるだけで、何もしてくれないこともある？

見かけ上、その日は何もしていないのではないかと思われることはあります。

作業療法士がある人の作業を支援するときには、その人の能力に合わせて、そしてできるかぎり、どうやったらその作業ができるようになるのかについてその人自身が考え、自分でおこなってみて、次に何をしたらいいかを決定していけるように支援します。一人でそれができるようになった最終段階では、作業療法士は、その人が作業をしている間は、危険がないかどうかを見守るだけで、する方法を指導したり援助したりしないので、何もしていないように見えることもあります。作業が終了した後、その作業をおこない、終了させるのに時間がかかりすぎることなく、著しい身体的な努力を必要とせず、作業療法士から見てその作業をしているときの危険性や作業をし続けることで健康を害する恐れがなければ、その人に「どうでしたか？」と聞いて、本人が満足していれば目標が到達したことを伝えて終わることもあります。一見、何もしていないように見えますが、その人が作業ができるために自分で考え、おこない、次に何をしたらいいかを決められるかどうかを、作業療法士はそばで観察評価しているのです。そしてできない場合には、どの部分につまずきがあるかを分析し、次回の作業療法のときに役立てています。

作業療法サービスを受ける人自身が、できるようになりたい作業をどうやっておこなえばいいかを考え、次に何をしたらいいかを自分で考えられるようにすることは作業療法ではとても重要なポイントとされています。欧米の作業療法の教科書にしばしば引用される有名な中国の格言があります。

「人に魚を一匹与えれば、その人はその日糧にありつける。人に魚の取り方を教えれば、その人は一生食べていける」

どう思いますか？　その日に魚をもらうだけよりも、魚の取り方を教えてもらったほうがいいと思う人のほうが多いでしょう。魚を取る方法を知らなかったら、魚をくれる人がいなくなったら、魚にありつけなくなるのですから。この格言のように、作業療法士は、魚を一匹与える（ある作業ができるように作業療法士がしてしまう）のではなく、魚の取り方、つまり作業をその人自身が自分でできる方法を教え、一生食べていける、その人が自分で自分らしい生活を組み立てていけるようにしたいのです。しかし、作業療法士が医療の専門家であるために、「どうして自分で考えてやらなければいけないの？」「作業療法士がすべて考え、代わりにしてくれればいいのに」と、魚を一匹与えることを強く望んでしまう人もいます。さらに、その人が自分で考え、おこない、次を決定できるようになってくる（魚の取り方がわかってくる）と、「作業療法士がいる意味はあまりない」と思われることも少なくありません。作業療法士がしていることが不満に感じるということは、作業療法士がその人に作業療法士の役割をしっかりと説明し理解してもらえるようにしなかったということなので問題はあります。しかし、その一方で、作業療法士にとっては、その人が自分のしたいことを自分で考え、おこない、決められるようになり、「作業療法士がいなくても自分は大丈夫」「作業療法士はもういらない」と思ってもらえることは、実はうれしいことでもあるのです。その人が、自分ができるようになりたいことを、自分でできるようにする方法や技術を身につけた証拠だからです。

病気やけがで「したいこと」が一時的にわからなくなることはありますが、人は本来、その人らしく生きていくために、様々な作業を選んでおこなうことで生活をしています。その作業の数は、そう簡単に数えられないぐらいあるでしょう。作業療法士は、作業療法サービスを受ける人の作業すべてに支援できないことを知っています。それでも、はじめは「したいこと」がないと言っていた人が一つの「したい」を実現すると、次の「したい」が生まれるものです。できないとあきらめていたものができれば、これもできるかもしれないと思えるからです。しかし多くの場合、作業療法士は、医療保険や介護保険の枠組みで働いていますから、それぞれの保険が定める範疇でしか、その人の「したい」に取り組むことができません。保険は、作業療法士がその人と一緒に取り組む期間や時間、回数、頻度、おこなう場所まで指定します。だから作業療法士はその人のほんの一部しか支援できないのです。そのため作業療法士は、作業療法士とともに取り組んでいる間に、その人自身が自分の次の「したい」を実現させていく技術を身につけてもらうことをとても重要視しているのです。その人自身が、自分の能力を適切に判断したり、自分のしたいを実現するのに人と交渉したり、自分のために効果的に代弁してくれる人を見つけたり、自分でアイデアを探し出したり、周囲の人と協働的に取り組んだりできるようになっていくことが大切なのです。その人自身がこうしたことを身につけると、作業療法士がいなくても、自分の「したいこと」をより多く実現化させていけるようになるからです。

作業療法士にしてみれば、実は、作業療法士がやり方や手順、どの道具や材料を用い、どこでおこなうかをすべて考えて決めたほうが、準備も楽です。そして、どう動けばいいかも決め、常にマンツーマンで手取り足取りおこなうと、たいていの場合は、その人や家族から「しっかり指導してもらった、関わってもらった、作業療法士がいないとこれはできないことだ」と感謝されるので、実は精神的にも楽なのです。また、作業療法士のおかげでできるようになったと思われやすく、作業療法サービスへの満足感も高くなるでしょう。しかし、能力がある人にこうした方法でいつまでも作業療法をおこなっていると、作業療法士への依存度を高め、その人はいつまでも自分で自分の作業ができるようになる可能性が低くなります。近年では、顧客満足度が重要視される社会になったために、病院や施設で働く作業療法士もサービスを提供する側として、一回一回の作業療法の満足度を気にしなければならないようになりました。このため、患者や利用者の目先の満足感を優先すべきか、一時的にクレームにつながるかもしれませんが、その人自身が自分で将来の生活を組み立てていけることを優先すべきか、作業療法士は専門家として悩むことが多くなったといえます。しかし、作業療法の専門性に自信と誇りを持ち、作業療法士が持つべき技術を身につけたなら、この悩みを前向きに解決していくことができるでしょう。これから作業療法士を目指す人にも、「魚を一匹与える」作業療法ではなく、ぜひ「魚の取り方を教える」作業療法を実践し、作業療法サービスを受ける人が、自分で自分の作業を選び、自ら生活していけることの重要性を心にとどめてほしいと思います。

注

(1) Wen-Hung Kuo, Joseph J. Gallo and William W. Eaton, "Hopelessness, depression, substance disorder, and suicidality—a 13-year community-based study," *Social Psychiatry and Psychiatric Epidemiology*, 39(6), 2004, pp.497-501.

(2) Anne G. Fisher, *Occupational Therapy Intervention Process Model: A model for planning and implementing top-down, client-centered, and occupation-based interventions*, Ft. Collins, Three Star Press, 2009.［アン・G・フィッシャー『作業療法介入プロセスモデル』齋藤さわ子／吉川ひろみ監訳、日本AMPS研究会、二〇一四年］

（3）注（2）と同じ。

（4）Elizabeth A. Townsend, B. Beagan, Z. Kumas-Tan, et al., "Chapter 4 Enablement: The Core competency," In Elizabeth A. Townsend, Helene J. Polatajko ed., *Enabling occupation II : Advancing an occupational therapy vision for health, well-being & justice through occupation*, Canadian association of occupational therapists, 2007.［「第4章 可能化――作業療法の中核となる能力」、エリザベス・タウンゼント／ヘレン・ポラタイコ編著『続・作業療法の視点――作業を通しての健康と公正』所収、吉川ひろみ／吉野英子監訳、大学教育出版、二〇一一年、一一九―一七八ページ］

（5）上岡裕美子／斉藤秀之／飯島弥生／細田忠博／松田智行／三浦祐司／伊佐地隆／有田元英／小関迪「生活機能に対応した訪問リハの効果検証に向けた多施設共同研究」「理学療法学」第四十巻第二号、日本理学療法士協会、二〇一三年、一三八―一三九ページ

（6）大塚美幸／吉川ひろみ「公正と可能性への見通しに関する考察――訪問作業療法の事例から」「作業科学研究」第三巻第一号、日本作業科学研究会、二〇〇九年、五六ページ

おわりに

私は、高校三年生の秋に、大学で作業療法学を学ぼうと決めました。本書を執筆するにあたり、なぜ私が「作業療法士になろう」と決めたかを振り返ってみました。さらに、なぜ本書を執筆したのかも考えてみました。それをここで話したいと思います。

私が高校三年生のときに、父が病気になり、仕事ができなくなるかもしれない状態になり、専業主婦だった母は、経済的な心配をしなければならなくなりました。私は、将来結婚して夫が病気や大けがをしても、経済的な心配をしなくてもいいように、自分でも働けるように「資格」を取得することが大事だと思ったのです。また、資格を持って仕事をすれば、結婚してもしなくてもしっかりとした生活ができる、選択の幅も広がると思いました。現在のように女性が社会で活躍できる時代ではなかったので、それだけに男女関係なく活躍できる職種がいいと考えて、調べるうちに医療職か栄養士が自分には向いているかもしれないと思うようになりました。

国家資格が持てる医療職には何があるのかとさらに調べてみると、看護師、保健師、臨床検査技師、診療放射線技師がまず見つかりました。このなかだったら保健師がいいかなと思いましたが、あまりしっくりきませんでした。その後、リハビリテーションという言葉を知って、理学療法士と作業療法士を見つけ、どんな職業か興味がわきました。いまほど多くの情報がない時代だったので、私が収集できた理学療法士と作業療法士の情報は文庫本サイズで一ページだけでした。そこには、一九六五年施行の理学療法士及び作業療法士法の第一章第二条第二項に書かれている「理学療法とは」「作業療法とは」が記載されていました。その情報から得られたそれぞれの職業のイメージは乏しいものでしたが、それでも、すぐに作業療法士がいいと思いました。理学療法士は身体や人の動きの回復に焦点をあてていて、作業療法士は人の活動に焦点をあてていると思ったのです。高校生だった私が感じたのは、「身体の動きだけが回復しても、人はいろいろなことができるようになるとはかぎらないな」「いろいろな活動ができることのほうが、生活を支えることになりそうだ」「体を動かす、運動を使って治療をするより、活動を使って治療をするほうが、患者にとっても自分にとっても面白く、楽しいだろうな」「仕事を辞めないで続けるなら、仕事のなかにやっぱり面白い、楽しい部分がないとやっていけないだろう」ということです。さらに、自分が病院で仕事をしているところを想像したときに、理学療法士になったらベッドのようなところで手足を動かす、機械を使って何かをする、歩く練習をしているイメージがわきました。作業療法士になったら、何かの活動を患者と一緒にして、患者と難しい顔をしたり、喜んだり、笑っているイメージがわきました。そして、漠然としたものでしたが、作業療法のほうが人間味あふれる仕事だと、理学療法士よりも作業療法士のほうがいいと思ったのです。

作業療法学を学ぶことを決めて、大学に入学しました。入学してはじめて、数年前まで作業療法士になる大学はなく、専門学校しかなかったことを知りました。教員から「あなたたちは、専門学校の学生と違って、作業療法士になるために入学したのではなく、作業療法学を学びにきた学生だから、必ずしも作業療法士にならなくてもいいのです」と言われました。私は、「そうか、私は必ずしも、作業療法士にならなくてもいいんだ。作業療法学を学びにきたんだ」と素直に思いました。そして、私は作業療法学科の学生で、自分で選んだ学科でもあったのですが、就職先を決めるまで、「作業療法士になるかどうかはわからない、他の自分に合う職業を大学在学中に見つけるかもしれないな」とも思っていました。作業療法学を学びにきたはずでしたが、単位を落とさない程度に、アルバイトや部活に時間を割いて、勉強はあまりしませんでした。

私が教育を受けた時代は、アメリカで一九八〇年代に入ってようやく作業中心の作業療法理論ができたばかりで、日本ではその考えがまだ養成校教育には反映されていませんでした。私が卒業した時期に患者・利用者中心で作業中心の作業療法理論がカナダで発表されましたが、私は知りませんでした。私が大学で学び、実習で学んだことは、第3章にも書いたように要素還元主義的作業療法で「疾患中心」「心身機能中心」「療法士中心」とするものだったのです。そして、それが日本の作業療法士の養成校では、どこでも当たり前のことだったのです。学生時代は、作業を用いる治療技術や、作業ができるようにするような支援技術についての勉強内容があまりなかったので、少し違和感を覚えていましたが、疾患中心に考えるのは医療専門職だから当然だと思っていました。結局、いろいろ迷ったあげく、作業療法士として総合病院に勤務することにしました。でもこのときはまだ、作業療法士をしてみて、自分に合わないと思ったら別の仕事を探そうと考えていました。つまり、とりあえず「作業療法士になろう」と思ったのです。

作業療法士になった私は、脳神経外科・内科を兼任する医師がリハビリテーション部長だったこともあり、脳卒中や様々な神経難病を抱える患者を担当しました。「疾患中心」「心身機能中心」の要素還元主義的作業療法では、何の評価をおこなうか、何を目標に作業療法をするか、どんな作業療法目標プログラムにするかは、作業療法士が決める方法をとるので（＝療法士中心の実践）、私もそうしていました。私は、患者のことを私なりに一生懸命考えて、専門家として目標やプログラムを決めていました。そして、まずは病気の症状の改善や心身機能の向上・維持を目標にプログラムを基本的に立てていたと思います。活動を治療に使うように努力しましたが、症状の改善や心身機能の向上に焦点があたっていて、その人の作業には焦点をあてずにいました。作業の知識が乏しいせいもあって、医師や他の医療職と同様に、症状の改善や心身機能の向上・維持ができることで、様々な日常生活の活動も自然にうまくできる、維持していけると信じていたのです。そして、患者を担当するたびに、患者にとってベストな作業療法とは何かを考えながら実践していたので、その実践が「患者中心の作業療法」だと勘違いしていました。

作業療法士になったばかりの私は、作業療法学生としてはどうやら遊びすぎたこともあり、同期で入職した作業療法士よりも疾患の知識や評価・介入技術が低いことに自分でも気がつき、手に入る日本語の疾患の本や作業療法に関する本で一生懸命勉強していました。しかし、作業療法士として専門性を発揮するために何の知識と技術を中心に身につけていいのかわからず、もやもやした思いを抱いていました。

そんなとき、リハビリテーション部の主任である理学療法士から、「首や腰の牽引機械の操作、肩や首を温めるホットパックを実施してくれるよね」と言われました。理学療法で人手が足りなかったのです。私は、すぐに「しません」と答えました。実は、就職面接のときに、その主任から「入職したら何をしたいですか？　何をしてくれますか？」と聞かれ、私は「何でもします」と答えていたので、「何でもするって面接のときに言ったよね」と主任に突っ込まれました。とっさに「作業療法の範疇のことであれば、何でもするという意味で言ったんです」と答えると、それ以上、主任は作業療法士に牽引やホットパックをしてほしいと言いませんでした。主任は「じゃあ作業療法の範疇って何？」と私に聞くことはしませんでしたが、そのやりとりがあった後、私は、自分自身に「作業療法の範疇って何だろう」と問いかけてみましたが、答えが見つかりませんでした。また「なぜ、牽引やホットパックは作業療法の範疇でないのか」についても論理的に答えることができず、自分は作業療法士なのに作業療法の範疇や専門性がわかっていない、という現実に直面することになりました。

首や腰の牽引や、ホットパックなどを使って腰や肩を温めるのを物理療法といいます。理学療法士は、牽引や温めたりすることで人にどのような影響を与えるか、それはなぜかなど物理療法をおこなうための勉強を理学療法士の養成校で学んでいて、その専門家です。作業療法士はその勉強をしてきていないので、それをおこなうことは、専門家としてではなく、理学療法士の管理下で助手として動くということになります。つまり、「しません」と答えた私は、正しかったといえますが、このような論理的思考で答えたのではなく、感覚的に「なんか違うな」と思って反応していただけでした。それだけに、物理療法の勉強をしていない私が無責任に専門家のふりをして見よう見まねで患者に物理療法の器具や手技を使用したり、作業療法の専門家なのに、物理療法の助手として時間を費やすことになる返事をしなくて、本当によかったと後で思ったものです。

「作業療法の範疇」も「専門性を発揮するために何の知識と技術を中心に身につけていいのか」も、作業療法士として三年以上働くなかで見つけることができませんでした。作業療法の研修会や作業療法士学会で「作業療法の核を問う」というテーマが出され、学会にも出席しましたが、やはり見つけられませんでした。作業療法士になるための勉強をあまり熱心にしてこなかった私は、作業療法士になってから自分が勉強しないと自分の担当患者に迷惑がかかる、回復を効果的に促進する役割を担えないという思いをいつも抱えていました。作業療法の範疇を見つけたいという思いと、患者に迷惑がかからないよう勉強しなければいけないという思いが重なり、仕事を辞めてアメリカの大学院に進学することを思いつきました。私が卒業した作業療法士の養成校である大学は三年制の短期大学でしたので四年制大学に編入し、一年ほど英語学校に通い、なんとかアメリカの大学院に入学しました。そこで「作業療法理論」という授業を受けたときの衝撃はいまでもはっきりと覚えています。「作業療法とは何か」が見えてきたのです。「目からうろこが落ちる」とはこのことだと思ったものです。「理論なんて……」と軽んじて勉強しようともしてこなかっただけに、衝撃が大きかったのだと思います。

大学院では、作業療法では「作業中心」に問題を捉えること、人の作業の問題に焦点をあて、その問題を解決する思考を学ぶことができました。作業療法学以外の学問領域の理論や研究の知見も学びました。そして、それら他の学問領域の理論や研究知見を、作業療法の枠組みのなかでどのように利用していくかを学びました。私は自らの臨床実践のなかで、心理学の理論や介入法を学んでそれを用いることは患者に関わるには有用だと思いましたが、それだけでは臨床心理士との違いがないこと、運動学の理論やそれに基づく手技を学んでそのまま用いるだけでは理学療法士と違いがないことを感じていました。しかも、違いがないだけでなく、作業療法士がする必要があるのか？という疑問もありました。大学院の授業で、他の学問分野や専門分野で得られた知見や介入法、手技を作業療法中でどう位置づけ、どう応用すると作業療法となるのかを演習を通して勉強することで、どれだけ他の学問を勉強しようと他の専門職になるのではなく、その知見を融合させ作業療法士として専門性を発揮できる自信を身につけることができました。私が見つけたかった「作業療法の範疇」が見え始めたと思ったのです。

大学院で勉強した後、私は患者に迷惑がかからないようにと思って勉強していたことが、病気や心身機能のことばかりだということに気がつきました。総合病院で理学療法士と一緒にチームで働きながら専門性を模索していたため、理学療法士があまり治療・介入をおこなわない、知覚・認知機能の勉強が専門性につながるのではないかと思って、それに関する講習会があると参加して勉強をしていました。いまでも、それらの知識や介入方法は、作業療法士にとってとても有用だと思っていますが、それは作業療法の核となる技術や知識ではないことを認識できました。私が専門家として常に高めるよう心がけなければならないことは、作業の知識と用いる技術、作業ができるように支援する技術だということをはっきりと認識したのです。疾患や心身機能の知識やそれを回復させる介入技術をどんなに持っていても、作業の知識と用いる技術、作業ができるように支援する技術がなければ、作業療法士としての専門性を発揮することはできないし、真の意味で作業療法をしているこにはならないからです。

帰国してからは、作業中心の作業療法実践に取り組みました。作業療法士の資格を得てから、すでに八年ぐらいたっていました。たぶん、振り返ってみると、私はこのとき、本当の意味で「作業療法士になろう」と思ったのだと思います。作業中心の作業療法実践では、たとえ作業療法士が患者中心の医療を意識しなくても、患者中心にならざるをえないこと、協働して取り組む技術が必要であることを実感しました。患者が、自分の生活で何がしたいか、する必要があるか、することが期待されていると感じているかは、患者本人に教えてもらうしかないからです。「人がしたいことや、する必要があると思うことなんて、コロコロ変わるんだから、そんなの気にしていたらやってられないよ」と気にしなくなった時点で、作業中心の作業療法ではないし、患者中心の医療ではなくなります。患者中心の医療では、患者を患者の専門家として、医療専門職と対等の立場にある者と捉えます。療法士が治療の方針を決定しておこなうのは、どれだけ患者のことを思っていても、患者をその人自身の専門家と認めない、意見を聞かないということであり、患者中心ではなく療法士中心の実践になるからです。確かに、人の気持ちはコロコロ変わったりするものです。それに合わせて振り回されていたら、作業療法士も専門家として問題です。作業療法士自身が、お互い専門家として認め合い信頼関係を築き、協働して互いに責任を持って目標を決め、それに合った作業療法プログラムも協働して決めていくという姿勢をしっかり持ちながら実践を進めていかなければ、お互いにしっかりと取り組んでいこうという姿勢が生まれません。作業中心の治療を実践するには、作業療法士が患者と協働して取り組む技術を身につけなければならないことを、改めて痛感しました。私は大学院に行く前まで、この協働の技術を身につけられる実践を経験できなかったので、協働技術が未熟で、はじめは苦労しました。

患者中心で作業中心の作業療法に変えて一年たったころから、それ以前には経験したことがない、患者からの多くのうれしいフィードバックをもらいました。退院時に、「こんな病気になって、ともかくつらい訓練をしないと自宅に戻れないかと思っていたけれど、毎日こんなに笑いながら、楽しく練習できて、いろいろできるようになって、予想外だったよ」と言ってもらえました。私が担当したばかりの入院患者が不安でいっぱいだという話をしているのを聞いた外来の患者が、「大丈夫よ。私も初めは不安だったけど、何でも齋藤さんにしたいことを相談してみなよ。できるようになるから。一緒に考えてくれるから」と声をかけてくれたりするようになりました。多くの患者が、自宅に帰って「危ないから何もしない」ではなく、高齢であっても、自分が役割を担うための作業をして生活し、退院して一年もしないうちに再入院する人はいない状態になりました。

また、当時、私の同僚でセラピスト中心で疾患と心身機能中心の作業療法をおこなっている作業療法士から「齋藤さんの患者様ってなんかこう、要求っていうか、○○したい、○○してって言ってくる人が多くない？　たまたまなんだろうけど、大変だね」と言われるようになりました。私は、むしろ患者が「ペットの世話ができるようになりたい」「畑で野菜を作れるようになりたい」「重機の操作ができるようにならないと困る」「もちつきは昔から私の係だから今年もできるならやりたい」「仕事に戻りたい」「齋藤さんが作ってくれた道具が壊れて○○ができなくなった、すぐに作り直して」「こういうふうに作り直してくれると、もっと○○がうまくできるようになると思うけど、どうかな」など、どんどん意見を言ってくれるようになったほうが、作業療法の目標が立てやすいし、患者中心の実践ができているかどうかの確証が得やすいこともあり、大変どころか、やりやすいと感じていました。また、実際にこのように意見を言ってくれるようになるとみなさん生き生きしてくるので、したいことができるようになるために一緒に取り組む私も元気をもらう感じでした。だから、「要求が多くて大変だね」などと同僚に言われて少々びっくりしました。でも、よく考えてみると、私も、セラピスト中心で病気と心身機能中心の作業療法をしていたころは、患者から「次はこれがしてみたい、できるようになりたい」と言われたり、どうやれば何ができるかを相談されることは、ほとんどありませんでした。たまたま、私が要求の多い患者を担当しているのではなく、目標とプログラムを作業療法士と協働して決めるのが当たり前になっている患者が自分の生活に必要なことを、作業療法士に伝えてくれているだけなのでした。しかし、作業療法の枠組みが異なると受け取る印象も大きく違って、「大変vsやりやすい」になってしまうとつくづく感じたものです。

さらに、私の担当している患者で、作業療法と理学療法の区別がつかない人は誰もいなくなりました。そのとき、私は「作業療法士になれた」と思いました。改めて「作業療法士を続けていこう」と思い、作業療法の重要性や魅力を感じ、いまはさらに「作業療法士の魅力を伝えていこう」という思いも加わりました。本書を執筆することで、少しは作業療法士の魅力を伝える役割を担えたのではないかと思っています。それから、私は、まだまだ作業療法士として十分に成長できたとはいえないので、作業療法士でいるかぎり精進が必要だと思っています。一方で、私よりかなり若い作業療法士なのに、私が足元にも及ばないほど、作業を可能にする高い技術と実践力を持った作業療法士がいることに最近気づくようになり、同じ作業療法士として心強く思っています。

本書には、患者（利用者）中心で作業中心の作業療法とそれをおこなう作業療法士について書いたつもりです。それが正統な作業療法で、作業療法の魅力と専門性をしっかり示せる作業療法士だと、あるときに気がついたからです。作業療法士のなかには、本書に書かれている作業療法に違和感を覚える人もいるでしょう。そうした人の多くは、自分では意識していないと思いますが、昔ながらの療法士中心の疾患中心の作業療法を実践している人です。あるいは、「患者（利用者）中心」や「作業中心」の概念や、作業療法理論を理解しておらず、作業療法の専門性とは何か、専門家として何をすべきかを論理的に考えていない人ではないかと思います。

療法士中心で疾患中心の作業療法にも様々なメリットがありますが、この実践をおこなうと、作業療法の専門性が際立たないので、自分が〝作業療法士〟であることに誇りを持ちづらく、患者の「したい」を積極的に支援することに価値を置かなくなっていきます。そして無意識に、自分がしていることを患者には〝作業療法〟と言わず、〝リハビリ〟と説明しています。たぶん、作業療法をしているという確かな手応えを感じていないのだと思います。そして、身体障害領域で働いていると、「理学療法も作業療法もない、患者にベストだと思うことを提供すべき」と言ってしまう人もいます。

私もかつては、療法士中心で疾患中心の作業療法士でした。しかし、いまではいつも患者中心で作業中心の作業療法実践の重要性を強調しているので、私の周りには、私が作業療法士になったときから患者中心あるいは利用者中心で作業中心の作業療法を学び実践してきたと思っている人や、療法士中心で疾患中心の作業療法士の気持ちや実践のメリットを理解していない人だと思う人もいます。私は疾患中心の作業療法士だったので、それを実践する作業療法士の気持ちもわかっているつもりですし、その作業療法を実践する作業療法士が感じるメリットも理解しています。そのうえで、本書を書いています。

疾患や心身機能にとらわれていたときには気がつきませんでしたが、作業を用いて評価・治療をおこない、作業ができるように支援を始めてみると、作業に関する研究知見がとても少ないことに気がつきます。作業に関する研究の知見が多ければ多いほど、根拠に基づいて作業を治療的に用いることができるし、最も効果的な作業を用いる方法を選択できます。しかし現状では、作業療法学研究者や作業科学研究者が少なく、作業を治療に用いたり、効果的に作業をできるようにするための研究知見が足りないのです。研究の知見が少ないので、作業療法実践には、まだまだ作業療法士の経験に基づく治療に頼らざるをえない状況です。そのため作業療法士に作業を用いて治療する経験が少なければ、病気や心身機能の回復を効果的に促すことができないし、作業に必要な技能の獲得が遅れるので、作業ができるようになるのが遅れるでしょう。作業ができるように支援する経験が少なければ、それだけ、病気や心身機能障害の有無や回復の程度にかかわらず、その人の日常の生活を取り戻すことが遅れます。

人がしたい、する必要がある、することが期待されていると感じることとは、千差万別です。膨大な研究知見を必要とします。あまり実践経験がなくても、研究成果をもとに適切に作業を用いる、作業ができるように支援することが可能になるまでには、まだまだ時間がかかりそうです。これからも作業療法士には、人の健康と幸福を支えるために、経験を通して作業に関する知識と技術をしっかりと身につけていってもらいながら、その経験を他の作業療法士と共有してほしいと思っています。余力がある人には研究もしてもらいたいと思っています。そして、最後に、本書を読んでくれた少しでも多くの人に作業療法に興味を持ってもらい、病院だけでなく様々な場所で、作業を通して人の健康に貢献する人が増えてくれればとても幸いです。

本書を書くにあたり、広島県立大学の吉川ひろみさんをはじめ、茨城県立医療大学大学院博士課程在学中の院生のみなさん（齋藤ゼミ所属）から多くのアイデアをいただきました。心から感謝します。

付録1◉作業療法士になるための養成校（2016年度現在）

作業療法士になるための養成校には４年制大学、３年制短期大学、４年制および３年制の専門学校があります。このリストでは、この順に紹介します。また、夜間の学校もあります。自分に適した養成校を選んでください。なお、世界作業療法士連盟（WFOT）の教育の最低基準を満たしている認定校を○で示しました。定員数も掲げましたが、教育内容の充実度の観点からいうと、学生一人当たりの教員比率のほうが重要です。ウェブサイトなどで調べてみましょう。

◉4年制大学

北海道

■公立■

札幌医科大学　保健医療学部作業療法学科
〒060-8556　札幌市中央区南1条西17丁目　18人　○

北海道大学　医学部保健学科作業療法専攻
〒060-0812　札幌市北区北12条西5丁目　20人　○

■私立■

北海道文教大学　人間科学部作業療法学科
〒061-1449　恵庭市黄金中央5丁目196-1　40人　○

北海道医療大学　リハビリテーション科学部作業療法学科
〒061-0293　石狩郡当別町金沢1757　40人

日本医療大学　保健医療学部リハビリテーション学科

作業療法学専攻
〒061-1373　恵庭市恵み野西6-17-3　40人

東北

■公立■

弘前大学　医学部保健学科作業療法学専攻
〒036-8564　青森県弘前市本町66-1　20人　○

秋田大学　医学部保健学科作業療法学専攻
〒010-8543　秋田県秋田市本道1-1-1　18人　○

山形県立保健医療大学　作業療法学科
〒990-2212　山形県山形市上柳260　20人　○

■私立■

弘前医療福祉大学　保健学部医療技術学科作業療法学専攻
〒036-8102　青森県弘前市小比内3-18-1　40人　○

東北文化学園大学　医療福祉学部リハビリテーション学科
作業療法学専攻
〒981-8551　宮城県仙台市青葉区国見6-45-1　60人　○

東北福祉大学　健康科学部リハビリテーション学科
作業療法学専攻
〒981-8522　宮城県仙台市青葉区国見1-8-1　40人　○

関東

■公立■

茨城県立医療大学　保健医療学部作業療法学科
〒300-0394　茨城県稲敷郡阿見町大字阿見4669-2　40人　○

群馬大学　医学部保健学科作業療法学専攻
〒371-8514　群馬県前橋市昭和町3-39-22　20人　○

埼玉県立大学　保健医療福祉学部作業療法学科
〒343-8540　埼玉県越谷市三野宮820　40人　○

千葉県立保健医療大学　健康科学部リハビリテーション学科
作業療法学専攻
〒260-0801　千葉県千葉市中央区仁戸名町645-1　25人　○

首都大学東京　健康福祉学部作業療法学科
〒116-8551　東京都荒川区東尾久7-2-10　40人　○

神奈川県立保健福祉大学　保健福祉学部リハビリテーション学科
作業療法学専攻
〒238-8522　神奈川県横須賀市平成町1-10-1　20人　○

■私立■

国際医療福祉大学　保健医療学部作業療法学科
〒324-8501　栃木県大田原市北金丸2600-1　80人　○

群馬医療福祉大学　リハビリテーション学部作業療法専攻
〒371-0023　群馬県前橋市本町2-12-1　前橋プラザ元気21内
25人　○

目白大学　保健医療学部作業療法学科
〒339-8501　埼玉県さいたま市岩槻区浮谷320　60人　○

文京学院大学　保健医療技術学部作業療法学科

〒356-8533　埼玉県ふじみ野市亀久保1196　40人　○

日本医療科学大学　保健医療学部リハビリテーション学科
作業療法学専攻
〒350-0435　埼玉県入間郡毛呂山町下川原1276　40人　○

帝京平成大学　地域医療学部作業療法学科
〒290-0193　千葉県市原市うるいど南4-1　40人　○

国際医療福祉大学　成田保健医療学部作業療法学科
〒286-8686　成田市公津の杜4-3　40人

帝京平成大学　健康メディカル学部作業療法学科
〒170-8445　東京都豊島区東池袋2-51-4　60人　○

東京工科大学　医療保健学部作業療法学科
〒144-8535　東京都大田区西蒲田5-23-22　40人　○

杏林大学　保健学部作業療法学科
〒192-8508　東京都八王子市宮下町476　40人　○

東京医療学院大学　保健医療学部リハビリテーション学科
作業療法学専攻
〒206-0033　東京都多摩市落合4-11　30人　○

北里大学　医療衛生学部リハビリテーション学科作業療法学専攻
〒252-0373　神奈川県相模原市南区北里1-15-1　30人　○

昭和大学　保健医療学部作業療法学科
〒226-8555　神奈川県横浜市緑区十日市場町1865　30人　○

国際医療福祉大学　小田原保健医療学部作業療法学科
〒250-8588　神奈川県小田原市城山1-2-25　40人　○

湘南医療大学　保健医療学部リハビリテーション学科
作業療法学専攻
〒244-0806　神奈川県横浜市戸塚区上品濃16-48　40人

中部
■公立■
金沢大学　医薬保健学域保健学類作業療法学専攻
〒920-0942　石川県金沢市小立野5-11-80　20人　○

信州大学　医学部保健学科作業療法学専攻
〒390-8621　長野県松本市旭3-1-1　18人　○

名古屋大学　医学部保健学科作業療法学専攻
〒461-8673　愛知県名古屋市東区大幸南1-1-20　20人　○

■私立■
新潟医療福祉大学　医療技術学部作業療法学科
〒950-3198　新潟県新潟市北区島見町1398　40人　○

新潟リハビリテーション大学　医療学部リハビリテーション学科
作業療法学専攻
〒958-0053　新潟県村上市上の山2-16　40人

金城大学　医療健康学部作業療法学科
〒924-8511　石川県白山市笠間町1200　35人

健康科学大学　健康科学部作業療法学科
〒401-0380　山梨県南都留郡富士河口湖町小立7187　80人　○

帝京科学大学　医療科学部作業療法学科
〒409-0193　山梨県上野原市八ッ沢2525　40人　○

聖隷クリストファー大学　リハビリテーション学部作業療法学科
〒433-8558　静岡県浜松市北区三方原町3453　30人

常葉大学　保健医療学部作業療法学科
〒431-2102　静岡県浜松市北区都田町1230　40人　○

星城大学　リハビリテーション学部作業療法学専攻
〒476-8588　愛知県東海市富貴ノ台2-172　40人　○

藤田保健衛生大学　医療科学部リハビリテーション学科
作業療法専攻
〒470-1192　愛知県豊明市沓掛町田楽ヶ窪1-98　35人　○

日本福祉大学　健康科学部リハビリテーション学科
作業療法学専攻
〒475-0012　愛知県半田市東生見町26-2　40人　○

中部大学　生命健康科学部作業療法学科
〒487-8501　愛知県春日井市松本町1200　40人　○

近畿

■公立■

京都大学　医学部人間健康科学科作業療法学専攻
〒606-8507　京都府京都市左京区聖護院川原町53　18人　○

大阪府立大学　地域保健学域総合リハビリテーション学類
作業療法学専攻
〒583-8555　大阪府羽曳野市はびきの3-7-30　25人　○

神戸大学　医学部保健学科作業療法学専攻
〒654-0142　兵庫県神戸市須磨区友が丘7-10-2　20人　○

■私立■

佛教大学　保健医療技術学部作業療法学科
〒603-8301　京都府京都市北区紫野北花ノ坊町96　40人　○

藍野大学　医療保健学部作業療法学科
〒567-0012　大阪府茨木市東太田4-5-4　40人　○

四條畷学園大学　リハビリテーション学部
リハビリテーション学科作業療法学専攻
〒574-0011　大阪府大東市北条5-11-10　40人　○

大阪河﨑リハビリテーション大学　リハビリテーション学部
リハビリテーション学科作業療法学専攻
〒597-0104　大阪府貝塚市水間158　60人　○

大阪保健医療大学　保健医療学部リハビリテーション学科
作業療法学専攻
〒530-0043　大阪府大阪市北区天満1-9-27　30人　○

関西福祉科学大学　保健医療学部リハビリテーション学科
作業療法学専攻
〒582-0026　大阪府柏原市旭ヶ丘3-11-1　40人　○

大和大学　総合リハビリテーション学科作業療法学専攻
〒564-0082　大阪府吹田市片山町2-5-1　40人

森ノ宮医療大学　保健医療学部作業療法学科
〒559-8611　大阪府大阪市住之江区南港北1-26-16　40人

神戸学院大学　総合リハビリテーション学部作業療法学科
〒651-2180　兵庫県神戸市西区伊川谷町有瀬518　40人　○

姫路獨協大学　医療保健学部作業療法学科
〒670-8524　兵庫県姫路市上大野7-2-1　40人　○

兵庫医療大学　リハビリテーション学部作業療法学科
〒650-8530　兵庫県神戸市中央区港島1-3-6　40人　○

中国
■公立■
広島大学　医学部保健学科作業療法学専攻
〒734-8551　広島県広島市南区霞1-2-3　30人　○

県立広島大学　保健福祉学部作業療法学科
〒723-0053　広島県三原市学園町1-1　30人　○

■私立■
広島国際大学　保健医療学部総合リハビリテーション学科
作業療法学専攻
〒739-2695　広島県東広島市黒瀬学園台555-36　40人　○

広島都市学園大学　健康科学部リハビリテーション学科

作業療法学専攻
〒731-3166　広島県広島市安佐南区大塚東3-2-1　40人

吉備国際大学　保健医療福祉学部作業療法学科
〒716-8508　岡山県高梁市伊賀町8　40人　○

川崎医療福祉大学　医療技術学部リハビリテーション学科
作業療法専攻
〒701-0193　岡山県倉敷市松島288　40人　○

九州・沖縄
■公立■
長崎大学　医学部保健学科作業療法学専攻
〒852-8520　長崎県長崎市坂本1-7-1　18人　○

鹿児島大学　医学部保健学科作業療法学専攻
〒890-8544　鹿児島県鹿児島市桜ヶ丘8-35-1　20人　○

■私立■
国際医療福祉大学　福岡保健医療学部作業療法学科
〒831-8501　福岡県大川市榎津137-1　40人　○

帝京大学　福岡医療技術学部作業療法学科
〒836-8505　福岡県大牟田市岬町6-22　40人

九州栄養福祉大学　リハビリテーション学部作業療法学科
〒803-8511　福岡県北九州市小倉北区下到津5-1-1　40人　○

西九州大学　リハビリテーション学部リハビリテーション学科
作業療法学専攻

〒842-8585　佐賀県神埼市神埼町尾崎4490-9　40人　○

熊本保健科学大学　保健科学部リハビリテーション学科
生活機能療法学専攻
〒861-5598　熊本県熊本市北区和泉町325　40人　○

九州保健福祉大学　保健科学部作業療法学科
〒882-8508　宮崎県延岡市吉野町1714-1　40人　○

◉3年制短期大学

東北

■私立■

仙台青葉学院短期大学　リハビリテーション学科作業療法学専攻
〒982-0011　仙台市太白区長町4-3-55　40人

中部

■私立■

福井医療短期大学　リハビリテーション学科作業療法学専攻
〒910-3190　福井県福井市江上町55-13-1　40人

岐阜保健短期大学　リハビリテーション学科作業療法学専攻
〒500-8281　岐阜県岐阜市東鶉2-92　40人

平成医療短期大学　リハビリテーション学科作業療法専攻
〒501-1131　岐阜県岐阜市黒野180　40人

愛知医療学院短期大学　リハビリテーション学科作業療法学専攻
〒452-0931　愛知県清須市一場519　40人　○

近畿

■私立■

白鳳短期大学　総合人間学科リハビリテーション学専攻
作業療法学課程
〒636-0011　奈良県王寺町葛下1-7-17　40人

◉専門学校

北海道

■私立■

日本福祉リハビリテーション学院
〒061-1373　恵庭市恵み野西6-17-3　40人　4年　○

北都保健福祉専門学校
〒078-8801　旭川市緑が丘東1条2-1-28　30人　4年　○

北海道リハビリテーション大学校
〒060-0063　札幌市中央区南3条西1丁目　40人　4年　○

札幌リハビリテーション専門学校
〒060-0004　札幌市中央区北4条西19-1-3　40人　4年　○

北海道千歳リハビリテーション学院
〒066-0055　千歳市里美2-10　40人　3年

札幌医療リハビリ専門学校
〒060-0806　札幌市北区北6条西1-3-1　昼40人　3年
夜40人　3年

札幌医学技術福祉歯科専門学校
〒064-0805　札幌市中央区南5条西11-1289-5　40人　3年

東北

■私立■

東北メディカル学院
〒039-1522　青森県三戸郡五戸町字苗代沢3-638　30人　4年　○

仙台保健福祉専門学校
〒981-3206　宮城県仙台市泉区明通2-1-1　40人　4年　○

山形医療技術専門学校
〒990-2352　山形県山形市大字前明石字水下367　40人　4年　○

郡山健康科学専門学校
〒963-8834　福島県郡山市図景2-9-3　40人　4年　○

岩手リハビリテーション学院
〒020-0062　岩手県盛岡市長田町15-16　40人　3年　○

仙台リハビリテーション専門学校
〒981-3212　宮城県仙台市泉区長命ヶ丘4-15-1　30人　3年

東北保健医療専門学校
〒980-0013　宮城県仙台市青葉区花京院1-3-1　40人　3年　○

関東

■私立■

アール医療福祉専門学校

〒300-0032　茨城県土浦市湖北2-10-35　40人　4年　○

マロニエ医療福祉専門学校
〒328-0027　栃木県栃木市今泉町2-6-22　24人　4年　○

前橋医療福祉専門学校
〒371-0006　群馬県前橋市石関町122-6　40人　4年

太田医療技術専門学校
〒373-0812　群馬県太田市東長岡町1373　40人　4年

千葉医療福祉専門学校
〒299-1138　千葉県君津市上湯江1019　30人　4年　○

千葉・柏リハビリテーション学院
〒277-0902　千葉県柏市大井2673-1　80人　4年

専門学校社会医学技術学院
〒184-8508　東京都小金井市中町2-22-32　夜35人　4年　○

日本リハビリテーション専門学校
〒171-0033　東京都豊島区高田3-6-18　昼35人　4年　○
夜35人　4年　○

首都医校
〒160-0023　東京都新宿区西新宿1-7-3　昼40人　4年
夜40人　4年

茅ヶ崎リハビリテーション専門学校
〒253-0061　神奈川県茅ヶ崎市南湖1-6-11　20人　4年　○

横浜リハビリテーション専門学校
〒244-0801　神奈川県横浜市戸塚区品濃町550-1　40人　4年　○

横浜 YMCA 学院専門学校
〒231-8458　神奈川県横浜市中区常盤町1-7　40人　4年　○

上尾中央医療専門学校
〒362-0011　埼玉県上尾市大字平塚678-1　40人　3年　○

八千代リハビリテーション学院
〒276-0031　千葉県八千代市八千代台北11-1-30　昼40人　3年　○

多摩リハビリテーション学院
〒198-0004　東京都青梅市根ヶ布1-642-1　40人　3年　○

東京福祉専門学校
〒134-0088　東京都江戸川区西葛西5-10-32　昼40人　3年　○
夜40人　3年　○

関東リハビリテーション専門学校
〒190-0022　東京都立川市錦町6-2-9　夜40人　4年　○

東京 YMCA 医療福祉専門学校
〒186-0003　東京都国立市富士見台2-35-11　30人　3年　○

彰栄リハビリテーション専門学校
〒173-0004　東京都板橋区板橋1-42-15　昼40人　3年　○

夜40人　4年　○

中部

■公立■

国立病院機構東名古屋病院附属リハビリテーション学院

〒465-8620　愛知県名古屋市名東区梅森坂5-101　20人　3年　○

■私立■

富山医療福祉専門学校

〒936-0023　富山県滑川市柳原149-9　30人　4年　○

ユマニテク医療福祉大学校

〒510-0854　三重県四日市市塩浜本町2-36　40人　4年　○

晴陵リハビリテーション学院

〒940-2138　新潟県長岡市大字日越319　40人　3年　○

金沢リハビリテーションアカデミー

〒921-8032　石川県金沢市清川町2-10　35人　3年　○

国際医療福祉専門学校七尾校

〒926-0816　石川県七尾市藤橋町西部1　35人　3年　○

サンビレッジ国際医療福祉専門学校

〒503-2413　岐阜県揖斐郡池田町白鳥104　40人　3年　○

静岡医療科学専門大学校

〒434-0041　静岡県浜松市浜北区平口2000　40人　3年　○

富士リハビリテーション専門学校
〒417-0061　静岡県富士市伝法2527-1　40人　3年　○

理学・作業名古屋専門学校
〒453-0014　愛知県名古屋市中村区則武1-1-4　40人　4年

名古屋医専
〒450-0002　愛知県名古屋市中村区名駅4-27-1　40人　4年

名古屋医健スポーツ専門学校
〒460-0008　愛知県名古屋市中区栄3-20-3　40人　3年

国際医学技術専門学校
〒451-0051　愛知県名古屋市西区則武新町3-8-26　40人　3年
○

あいち福祉医療専門学校
〒456-0002　愛知県名古屋市熱田区金山町1-7-13　40人　3年
○

東海医療科学専門学校
〒450-0003　愛知県名古屋市中村区名駅南2-7-2　40人　3年
○

近畿

■私立■

京都医健専門学校
〒604-8203　京都府京都市中京区三条通室町西入衣棚町51-2
40人　4年　○

大阪医専

〒531-0076　大阪府大阪市北区大淀中1-10-3　昼40人　4年
夜40人　4年

神戸医療福祉専門学校

〒669-1313　兵庫県三田市福島501-85　40人　4年　○

滋賀医療技術専門学校

〒527-0145　滋賀県東近江市北坂町967　40人　3年　○

阪奈中央リハビリテーション専門学校

〒575-0013　大阪府四條畷市田原台6-2-1　40人　3年　○

箕面学園福祉保育専門学校

〒563-0037　大阪府池田市八王寺1-1-25　40人　3年

大阪医療福祉専門学校

〒532-0003　大阪府大阪市淀川区宮原1-2-14　昼40人　3年
○　夜40人　4年　○

大阪リハビリテーション専門学校

〒530-0043　大阪府大阪市北区天満1-17-3　夜40人　3年　○

神戸総合医療専門学校

〒654-0142　兵庫県神戸市須磨区友が丘7-1-21　40人　3年
○

関西総合リハビリテーション専門学校

〒656-2132　兵庫県淡路市志筑新島7-4　40人　3年　○

はくほう会医療専門学校赤穂校
〒678-0203　兵庫県赤穂市元町5-9　40人　3年

平成リハビリテーション専門学校
〒663-8231　兵庫県西宮市津門西口町2-26　昼30人　3年　○
夜30人　3年　○

関西学研医療福祉学院
〒631-0805　奈良県奈良市右京1-1-5　40人　3年　○

中国
■私立■
YMCA 米子医療福祉専門学校
〒683-0825　鳥取県米子市錦海町3-3-2　40人　4年　○

島根リハビリテーション学院
〒699-1511　島根県仁多郡奥出雲町三成1625-1　30人　4年
○

リハビリテーションカレッジ島根
〒699-3225　島根県浜田市三隅町古市場2086-1　40人　4年
○

玉野総合医療専門学校
〒706-0002　岡山県玉野市築港1-1-20　40人　4年　○

朝日医療専門学校福山校
〒721-0945　広島県福山市引野町南1-6-45　昼40人　4年　○

山口コ・メディカル学院

〒753-0054　山口県山口市富田原町2-24　40人　4年　○

YIC リハビリテーション大学校
〒759-0208　山口県宇部市西宇部南4-11-1　40人　4年　○

鳥取市医療看護専門学校
〒680-0835　鳥取県鳥取市東品治町103-2　40人　3年

松江総合医療専門学校
〒690-0265　島根県松江市上大野町2081-4　40人　3年　○

川崎リハビリテーション学院
〒701-0192　岡山県倉敷市松島672　20人　3年　○

岡山医療技術専門学校
〒700-0913　岡山県岡山市北区大供3-2-18　40人　3年　○

四国

■私立■

四国医療専門学校
〒769-0205　香川県綾歌郡宇多津町浜五番丁62-1　30人　4年　○

河原医療大学校
〒790-0005　愛媛県松山市花園町3-6　40人　4年　○

高知リハビリテーション学院
〒781-1102　高知県土佐市高岡町乙1139-3　40人　4年　○

土佐リハビリテーションカレッジ

〒781-5103　高知県高知市大津乙2500-2　40人　4年　○

徳島医療福祉専門学校

〒771-4307　徳島県勝浦郡勝浦町大字三渓字平128-1　40人　3年　○

徳島健祥会福祉専門学校

〒779-3105　徳島県徳島市国府町東高輪天満369-1　40人　3年　○

穴吹リハビリテーションカレッジ

〒761-8056　香川県高松市上天神町722-1　40人　3年　○

愛媛十全医療学院

〒791-0385　愛媛県東温市南方561　40人　3年　○

四国中央医療福祉総合学院

〒799-0422　愛媛県四国中央市中之庄町1684-10　40人　3年　○

南愛媛医療アカデミー

〒798-0036　愛媛県宇和島市天神町4-5　25人　3年

九州・沖縄

■私立■

福岡リハビリテーション専門学校

〒812-0011　福岡県福岡市博多区博多駅前3-29-17　40人　4年

久留米リハビリテーション学院

〒834-0102　福岡県八女郡広川町水原1541　40人　4年　○

福岡医健専門学校
〒812-0032　福岡県福岡市博多区石城町7-30　40人　4年　○

医療福祉専門学校緑生館
〒841-0074　佐賀県鳥栖市西新町1428-566　40人　4年　○

熊本総合医療リハビリテーション学院
〒861-8045　熊本県熊本市東区小山2-25-35　40人　4年　○

メディカル・カレッジ青照館
〒869-3205　熊本県宇城市三角町波多2864-111　40人　4年

九州中央リハビリテーション学院
〒860-0821　熊本県熊本市中央区本山3-3-84　40人　4年　○

熊本駅前看護リハビリテーション学院
〒860-0047　熊本県熊本市西区春日2-1-15　40人　4年　○

鹿児島医療技術専門学校
〒891-0133　鹿児島県鹿児島市平川町字宇都口5417-1
昼40人　4年　○　夜40人　4年　○

柳川リハビリテーション学院
〒832-0058　福岡県柳川市上宮永町116-1　40人　3年　○

専門学校麻生リハビリテーション大学校
〒812-0007　福岡県福岡市博多区東比恵3-2-1　昼40人　3年
○　夜40人　4年　○

福岡国際医療福祉学院
〒814-0001　福岡県福岡市早良区百道浜3-6-40　40人　3年　○

福岡天神医療リハビリ専門学校
〒810-0004　福岡県福岡市中央区渡辺通4-3-7　40人　3年

北九州リハビリテーション学院
〒800-0343　福岡県京都郡苅田町上片島1575　40人　3年　○

小倉リハビリテーション学院
〒800-0206　福岡県北九州市小倉南区葛原東2-2-10　40人　3年　○

福岡和白リハビリテーション学院
〒811-0213　福岡県福岡市東区和白丘2-1-13　40人　3年　○

長崎医療技術専門学校
〒850-0822　長崎県長崎市愛宕1-36-59　40人　3年　○

長崎リハビリテーション学院
〒856-0048　長崎県大村市赤佐古町42　40人　3年　○

大分リハビリテーション専門学校
〒870-8658　大分県大分市千代町3-22　30人　3年　○

藤華医療技術専門学校
〒879-7125　大分県豊後大野市三重町内田4000-1　30人　3年　○

宮崎保健福祉専門学校

〒889-1601　宮崎県宮崎市清武町木原5706　35人　3年　○

宮崎リハビリテーション学院

〒880-2112　宮崎県宮崎市大字小松1119-62　40人　3年　○

神村学園専修学校

〒896-8686　鹿児島県いちき串木野市別府4460　40人　3年　○

鹿児島第一医療リハビリ専門学校

〒899-4395　鹿児島県霧島市国分中央1-12-42　40人　3年　○

沖縄リハビリテーション福祉学院

〒901-1393　沖縄県与那原町字板良敷1380-1　昼30人　3年　○　夜30人　4年　○

琉球リハビリテーション学院

〒904-1201　沖縄県国頭郡金武町字金武4348-2　昼40人　3年　○　夜40人　3年　○

付録2◉作業科学が学べて研究ができる大学院

作業療法とは作業を用いた治療と、作業ができるようにする介入が、特徴です。養成校を選択するときには、最新の作業の知識を教授してくれるかどうかも重要なポイントです。作業療法の基礎である作業科学を研究できる大学院がある養成校は、最新の知識を持つ教員がいるということなので、学校選びの参考になるかもしれません（大学院がない大学でも、最新の知識を提供できる教員はいますので、ウェブサイトなどで調べてみてください）。

茨城県立医療大学大学院　保健医療科学研究科理学療法学・作業療法学専攻作業学分野
〒300-0394　茨城県稲敷郡阿見町阿見4669-2

吉備国際大学大学院　保健科学研究科
リハビリテーション援助分野
〒716-8508　岡山県高梁市伊賀町8

県立広島大学大学院　総合学術研究科保健福祉学専攻
〒723-0053　広島県三原市学園町1-1

札幌医科大学大学院　保健医療学研究科理学療法学・作業療法学専攻
〒060-8556　北海道札幌市中央区南1条西17丁目

聖隷クリストファー大学大学院　リハビリテーション科学研究科
リハビリテーション科学研究専攻
〒433-8558　静岡県浜松市北区三方原町3453

(2016年度現在、日本作業科学研究会ウェブサイト
〔http://www.jsso.jp/links.html〕から、50音順）

付録3◉もっと作業療法を知るための図書

作業療法士の人数や養成校が増えたため、作業療法士関係の書籍が日本国内で多く出版されています。本を書いている人たちは年齢層が高い人が多く、本書でも書いているようにアメリカの1950年代から70年代の「疾患中心」「心身機能中心」の作業療法を学び実践してきた人たちがほとんどです。80年代以降の作業療法理論や医療の現場で真の患者中心とは何かを学び、実践のなかに取り入れてきた人たちであればいいのですが、学ぶことなく本を執筆している人たちもいます。「疾患中心」「心身機能中心」の実践のあり方が自らの専門性・特有性が見えづらいものにし、一歩間違えば、自ら専門職としての危機を招くかもしれないことを意識することなく、「疾患中心」「心身機能中心」の古い作業療法が書かれている教科書や参考書もあります。外国書の翻訳本も、もともとは「理学療法士のための……」という題名の本を、翻訳本を出すときに「理学療法士・作業療法士のための……」と題名を変えて出版されていることがあります。これらの書籍は、ある特定の知識を得るには有用だと思いますが、作業療法の他職種とは異なる魅力を知りたい人には、あまりおすすめできません。そこでここでは、現代の、「したいこと＝作業」を中心に治療・介入をおこなう作業療法に関する本をいくつか紹介します。

◉世界で有名な作業療法の教科書

Elizabeth A. Townsend, Helene J. Polatajko ed., *Enabling occupation II*：*Advancing an occupational therapy vision for health, well-being & justice through occupation,* Canadian association of occupational therapists, 2007.［エリザベス・タウンゼント／ヘレン・ポラタイコ編著『続・作業療法の視点――作

業を通しての健康と公正』吉川ひろみ／吉野英子監訳、大学教育出版、2011年]

◉作業の系統的知識を知ることができる入門書
吉川ひろみ『「作業」って何だろう――作業科学入門』医歯薬出版、2008年

◉作業中心の作業療法の事例集
吉川ひろみ／齋藤さわ子編『作業療法がわかるCOPM・AMPS実践ガイド』医学書院、2014年

◉作業療法サービスを受けた経験者から見た作業療法
葉山靖明『だから、作業療法が大好きです！』三輪書店、2012年

［著者略歴］
齋藤さわ子（さいとう・さわこ）
1966年、石川県生まれ
茨城県立医療大学教授、博士（作業療法学）。講習会講師やコーディネーターを務める
共編著に『作業療法がわかるCOPM・AMPS実践ガイド』（医学書院）ほか

作業療法士《さぎょうりょうほうし》になろう！

発行――2017年1月26日　第1刷
定価――1600円＋税
著者――齋藤さわ子
発行者――矢野恵二
発行所――株式会社青弓社
〒101-0061 東京都千代田区三崎町3-3-4
電話 03-3265-8548（代）
http://www.seikyusha.co.jp
印刷所――三松堂
製本所――三松堂

ISBN978-4-7872-1053-1 C0047